◎燕京医学流派传承系列丛书◎

燕京中医护理名术

主编 郝丽 赵国敏

U0308792

全国百佳图书出版单位
中国中医药出版社
·北 京·

图书在版编目（CIP）数据

燕京中医护理名术 / 郝丽，赵国敏主编 . —北京：
中国中医药出版社，2021.4
（燕京医学流派传承系列丛书）
ISBN 978 - 7 - 5132 - 6767 - 0

Ⅰ.①燕… Ⅱ.①郝… ②赵… Ⅲ.①中医学—护理
学—名词术语 Ⅳ.① R248-61

中国版本图书馆 CIP 数据核字（2021）第 037461 号

中国中医药出版社出版

北京经济技术开发区科创十三街 31 号院二区 8 号楼
邮政编码　100176
传真　010-64405721
保定市西城胶印有限公司印刷
各地新华书店经销

开本 880 × 1230　1/32　印张 9.25　字数 204 千字
2021 年 4 月第 1 版　2021 年 4 月第 1 次印刷
书号　ISBN 978 - 7 - 5132 - 6767 - 0

定价　76.00 元
网址　www.cptcm.com

社　长　热　线　010-64405720
购　书　热　线　010-89535836
维　权　打　假　010-64405753

微信服务号　**zgzyycbs**
微商城网址　**https://kdt.im/LIdUGr**
官方微博　**http://e.weibo.com/cptcm**
天猫旗舰店网址　**https://zgzyycbs.tmall.com**

如有印装质量问题请与本社出版部联系（010-64405510）
版权专有　侵权必究

《燕京医学流派传承系列丛书》
编委会

主　审　屠志涛

顾　问　（以姓氏笔画为序）

王　欣　　王玉明　　王永炎　　王会玲　　王应麟
邓丙戌　　田德禄　　吕培文　　危北海　　许心如
李乾构　　吴育宁　　张伯礼　　张炳厚　　陈可冀
陈彤云　　郁仁存　　罗增刚　　周乃玉　　周德安
赵荣莱　　祝　静　　桂梅芬　　柴嵩岩　　翁维良
黄丽娟　　黄璐琦　　温振英　　路志正　　薛伯寿
魏执真

主　编　刘清泉　刘东国

副主编　信　彬　　王笑民　　徐春军　　王国玮　　王大仟
郭玉红　　徐　佳

编　委　（以姓氏笔画为序）

王　北　　王　萍　　王玉光　　王俊阁　　王麟鹏
田月娥　　刘红旭　　许　昕　　孙凤霞　　李　彬
李　敏　　杨迎新　　杨国旺　　张声生　　张董晓
苑惠清　　周冬梅　　郑　军　　赵　因　　赵文景
郝　丽　　耿嘉玮　　夏　军　　徐旭英　　程海英
滕秀香

《燕京中医护理名术》
编委会

主　编　郝　丽　赵国敏

副主编　徐国丽　龚永红　石春红　郭　月

编　委　（按姓氏笔划排序）

王　纯　王　静　王亚丽　王桂英　石春红

冯曙红　孙　众　岳丽娜　赵国敏　郝　丽

胡　薇　徐国丽　高　茜　郭　月　郭　慧

梅雪婷　龚永红　鲁春江　谢　舟

前　言

为了深入贯彻落实《国务院关于印发中医药发展战略规划纲要（2016-2030年）的通知》（国发〔2016〕15号）、《北京市人民政府关于支持中医药振兴发展的意见》（京政发〔2017〕9号）、《全国护理事业发展规划（2016-2020年）》和《"健康中国2030"规划纲要》，充分发挥中医药特色优势，彰显中医护理在健康促进中的作用，承传中医护理精华，促进中医护理专科建设，进一步规范中医临床护理行为，北京中医医院护理部集全院之力，深入挖掘、整理、优化我院建院60多年以来的特色技术，编写了《燕京中医护理名术》一书。

本书综合了我院皮科、外科、妇科、乳腺科、儿科等临床科室的特色中医护理技术和大量的临床护理实践经验，依托桂梅芬中医护理传承工作室、中医特色培训师工作室、疮疡护理工作室、乳腺护理工作室、皮肤护理门诊、造口护理门诊，总结优化特色技术，丰富了特色护理技术内涵，在详解每项特色技术后加入典型病例，方便读者理解和应用，为临床一线护士提供技术规范和应用经验参考，以更好地为病人提供优质的中医护理服务。

本书在编写过程中得到各级领导和临床医疗、护理专家的指导和帮助，得到了中国中医药出版社的大力支持，在《燕京中医护理名术》一书即将付梓之际，我们诚挚感谢为此书付出努力的同志们！由于编者水平和时间有限，书中存在的疏漏和不妥之处，敬请专家、读者批评指正。

首都医科大学附属北京中医医院护理部

2021.3

目 录 ❦

第一章　燕京外科护理名术

第一节　蚕食换药法

一、概述

蚕食换药法是指应用中医中药分次逐步地清除疮面坏死组织，从而达到化腐生肌、促进疮面愈合的过程，就如同蚕食桑叶一样，也称之为蚕食清疮换药技术。其目的是为了观察疮面，逐步清除失活坏死组织，减少正常组织损伤，保持、促进肉芽生长，促进疮面愈合。

二、渊源

唐代孙思邈《千金翼方》曰："毒在肉则割，毒在骨则切。"《外科心法要诀》中提到："腐者，坏肉也。诸书云：腐不去则新肉不生。盖以腐能浸淫好肉也，当速去之。如遇气实之人，则用刀割之取效；若遇气虚之人，则惟恃药力以化之。盖去腐之药，乃疡科之要药也。"此种说法，与蚕食清疮换药法基本一致，以祛腐生肌之药，化腐清疮，逐渐去除腐肉，以促进新肉生长。

清代医家顾世澄在其《疡医大全·论疮疡去腐肉法》云：

"……方见新旧之肉，看其果腐烂者，用钩摘定，轻手徐徐忍臭气割之，切不可误伤新肉，以致鲜血淋漓，切勿急骤，多加工夫，割取毕，上灵药，外用膏贴，明日如有未尽之腐，仍照法去之。"文中详尽描述了如何逐步去除坏死组织，不可过于急切，不可伤及新鲜组织，"多加工夫"，徐徐图之，与蚕食清疮换药法的操作流程及注意事项一致。

三、理论依据

蚕食换药法为治疗慢性皮肤溃疡所特有的中医临床外治法，它主要适用于以皮肤肌腱坏死、腐肉不脱、肢端坏疽等为表现的慢性皮肤溃疡。应用中医中药分期分批逐步修剪清除腐肉，以不出血或稍有出血、无明显疼痛为度，通过逐步清除坏死组织和周围胼胝，形成新边界，避免一次性清疮所造成的损伤过大。

湿、瘀、虚为慢性皮肤溃疡的基本病因病机。历代医家对慢性疮面的病因病机有着深刻的认识。如《洞天奥旨》认为："人身气血周流于上下，则毒气断不聚结一处。火毒聚结于一处者，亦乘气血之亏也。脱疽之生，止于四余之末，气血不能周到也，非虚而何"，指出虚为慢性溃疡发病的基本因素。《证治准绳》云："此由湿热下注，瘀血凝滞于经络，以致肌肉紫黑，痒痛不时"，说明湿、瘀为慢性溃疡发病之因。正气不足，湿邪乘虚而入，瘀阻经脉，郁而化热，热盛肉腐，发为溃疡；日久耗气伤阴，脾肾亏虚，气血生成不足，无力推动血运，疮面瘀滞，脓腐不去，新肉不生。临床上皮肤溃疡早期多表现为"疮周红肿，肉腐成脓"的"湿热"之象，缠绵不愈。慢性中后期大多表现为"疮面灰白，脓液稀少，疮周皮肤紫暗"等"虚"

和"瘀"的征象，且常常"因瘀致虚、因虚致瘀"，互为因果，疮面迁延不愈。因此，湿、瘀、虚是慢性难愈性皮肤溃疡的三大病理因素，其中瘀、虚为本，湿为标。

在整体及局部辨证的基础上，蚕食换药法以化腐生肌、活血生肌、回阳生肌、敛皮生肌等法则为理论基础，结合朱红膏纱条、化腐生肌散、紫色疽疮膏、回阳生肌膏、Ⅰ号纱条等传统外用制剂，配合传统蚕食清疮手法，在治疗糖尿病足、臁疮、皮肤痈疽等疾病时，可加速坏死组织的溶解和排出，促进疮面新生、毛细血管形成，并建立新的微循环系统，促进肉芽颗粒生长，生肌长皮，促进愈合。

四、中医外科特色制剂的主要功效

1. 朱红膏纱条　功效为清热解毒，化腐生肌。主要适用于热盛肉腐的阳证疮面，疮面溃腐，坏死组织及脓液较多时，朱红膏纱条可加速坏死组织的溶解和排出，从而达到化腐生肌的双重功效。

2. 紫色疽疮纱条　功效为活血化瘀，活血生肌。主要适用于气虚血瘀、半阴半阳证的疮面，疮面紫暗发硬，肉芽组织生长缓慢。紫色疽疮纱条可促进疮面新生，毛细血管形成，并建立新的微循环系统，促进肉芽颗粒生长。

3. 回阳生肌纱条　功效为回阳生肌。主要适用于脾肾阳虚证的阴证疮面，疮面颜色苍白灰暗，光滑无肉芽生长。回阳生肌纱条可改善疮面微循环，同时启动多种炎性细胞生长因子。

4. Ⅰ号纱条　功效为敛皮生肌。生肌标志是疮底出现"颗粒状"红色肉芽组织，此时可使用Ⅰ号纱条保护疮面，生肌长皮，促进愈合。

五、适应证与禁忌证

（一）适应证

主要用于糖尿病足溃疡、下肢静脉溃疡、慢性窦道、压力性损伤（不可分期、3期和4期）及其他慢性皮肤溃疡（图1-1）。

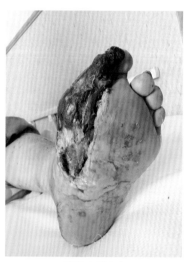
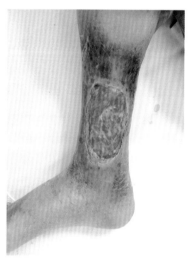

糖尿病足溃疡　　　　　　　　　　下肢静脉溃疡

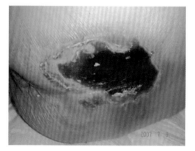
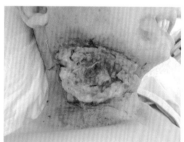

压力性损伤　　　　　　　　　　　癌性伤口

图1-1　蚕食换药法适应证

（二）禁忌证

血运丰富、血供良好的疮面；干性坏疽。

六、操作规范

（一）评估

1. 评估患者一般情况、既往史、过敏史，是否妊娠等。

2. 评估病室环境，温湿度适宜。

3. 评估疮面面积、颜色、渗出、疼痛等情况，局部疮面辨证。

4. 告知患者蚕食换药可达到化腐生肌、促进疮面愈合之功效。

5. 患者是否可以配合操作。

（二）物品准备

生理盐水、换药包、组织剪、无菌棉球、中药纱条、纱布、胶带、绷带、治疗巾等。必要时备屏风、支脚架或支被架。

（三）操作方法

1. 核对医嘱，摆放舒适体位，保护隐私。

2. 清洁：慢性皮肤溃疡多为感染性疮面，清洁顺序由外向内。用生理盐水棉球由外向内，先清洁疮周，再清洁疮面，不少于三遍。

3. 清疮：分次逐步剪除疮面上的坏死组织。清疮后再次用生理盐水清洁疮面，如疮面残留较多液体时可用干棉球轻轻拭干。如疮面形成焦痂，药物不能直接作用于疮面，影响药效，应先局部外敷复方化毒散软膏，待痂皮变软、基底部与正常组织分离，再行清疮。

4. 换药：根据疮面的大小及中药纱条的特性和疮面情况，裁剪中药纱条，纱条不宜大于疮面面积。将裁剪好的纱条一层覆盖于疮面。如疮面较深，可适当填充干棉球，防止纱条松脱。

5. 包扎：用无菌纱布覆盖疮面，不能少于 16 层，防止外界细菌侵入引起继发细菌感染；绷带包扎，松紧适度，使中药纱条贴敷于疮面，防止药物滑脱。

6. 整理用物；处理医疗废物。

7. 记录操作时间、疮面情况、换药方案，换药人签字。

七、注意事项

1. 首先需要了解患侧肢体的血运，如彩色多普勒、肱骨指数（ABI）、经皮氧分压等检查，可为治疗提供依据。

2. 严格遵守操作规程，清疮动作宜轻柔、准确，以减轻患者的痛苦。

3. 清疮过程中，疏松的坏死组织先清，无血无痛先清，界限不清者不清。

4. 朱红膏纱条勿超过疮面面积，多余部分反折回疮面，防止损伤正常皮肤。

5. 换药频次可根据疮面的情况而定，如疮面渗出较多应及时更换敷料，防止继发感染。对于疮面肉芽生长良好者，可减少换药频次，避免损伤新生肉芽组织。

6. 在换药过程中，注意严格执行无菌操作技术，所有物品一人一用一消毒，防止交叉感染。

八、健康教育

1.疼痛指导：告知患者操作时可能引起不同程度的疼痛和不适感，指导患者适当分散注意力来自我缓解疼痛，疼痛剧烈者可遵医嘱服用止疼药。

2.预防疮面感染的指导：每次换药前认真观察疮面周围组织是否出现红肿，分泌物量及性状有无改变，如出现剧烈疼痛时，应立即来医院复诊，切不可擅自处理，随便包扎。保持疮面清洁干燥，出汗多时或洗澡时尤其注意。敷料潮湿后应及时换药。

3.换药间隔时间的指导：换药间隔时间要根据疮面情况和分泌物多少而定；脓液较多的疮面，每日换药1次或多次，并保持表层敷料不被分泌物湿透；分泌物不多、肉芽生长较好的疮面，可2～3日换药1次。

4.饮食指导：疮面愈合是一个能量消耗的过程，患者的营养状况将直接影响疮面的愈合，营养不良时疮面愈合显著延缓。对疮面较大、病情较长的患者，应以高热量，高蛋白，富含维生素、矿物质和微量元素的食物为主。如肉类、蛋类、奶类、新鲜蔬菜、水果等。

5.生活起居指导：患者应保持皮肤清洁及疮面的清洁；疮面完全愈合后方可洗澡，洗澡时宜采用淋浴方式；注意休息，保证睡眠及适当的体育锻炼。

6.定期门诊复查，遵医嘱用药，不可擅自更换药物种类及药物剂量。

九、常见疾病健康处方

脱疽（糖尿病足）

1. 疮面护理

（1）勤剪指甲，避免挠抓，注意患足保暖，穿着合适的鞋袜。

（2）遵医嘱按时换药，保持足部清洁干燥。每天用中性清洁皂液，温水清洗足部 15 ~ 20 分钟，水温 35 ~ 38℃，用柔软浅色毛巾轻轻擦干足部皮肤，包括趾间皮肤，足部皮肤表面适当涂抹护肤品（如硅霜）。

（3）密切观察疮面大小、色泽，疮缘形状，疮周有无湿疹、皮炎，以及患肢肿胀情况。

2. 生活起居

（1）保持房间温湿度适宜，空气流通，阳光充足。

（2）保持充足的睡眠，生活规律，起居有常，避免劳累，戒烟、酒。

（3）注意休息，避免久行久立、盘腿、跷二郎腿等；卧床患者注意更换体位，避免压力性损伤；防止足部外伤；行走、如厕、上下轮椅时防止跌倒。

（4）每日检查足部皮肤，密切观察疮面情况。

3. 饮食指导

（1）糖尿病患者饮食宜少食多餐，定时定量。忌高糖、高脂肪、高胆固醇、辛辣刺激、油腻的食物及饮品。

（2）气阴不足、湿毒内蕴时，予益气活血、化瘀通络的食物，如山楂、桃仁、红花、花生红衣、黑木耳，可煲粥食用。气虚血瘀、脉络阻滞时，予养阴清热、化瘀通络的食物，如百合、粳米，煲百合粥或者粳米粥。脾肾阳虚、腱枯骨损时，予健脾益肾的食物，如豆腐、南瓜、黑芝麻、黑木耳等。

4. 情志调理

（1）保持轻松愉悦的心情，避免情绪焦躁。可采用缓慢呼吸、全身肌肉放松、听音乐等方法放松心情。

（2）鼓励家属多陪伴患者，给予情感支持，使患者保持良好情绪状态。

（3）鼓励病友间相互交流治疗体会，提高认知，增强治疗信心。

5. 用药指导

（1）中药应温服，中西药宜间隔 30 分钟以上服用。

（2）每天遵医嘱按时服药，不可自行停药，不适随诊。

（3）应用降糖药患者随身携带糖块，出现低血糖反应时及时自救。

6. 功能锻炼与康复

（1）糖尿病足患者可选择床上运动，如蹬自行车、甩腿、上肢运动。

（2）卧床患者可家属协助下肢按摩，以促进下肢血液循环。

（3）鼓励患者适当功能锻炼。对于行动不便者，可进行床上活动，如床上蹬车等，促进患肢血液循环。

7. 自我管理

（1）注意监测血糖、血压、体重情况。

（2）定期监测血糖，血糖不稳定时应每日监测血糖，血糖稳定后，可 1 周至少检查 1 次空腹和餐后血糖。

（3）每 3 个月复查糖化血红蛋白、肝肾功、尿常规等。

十、典型病例

(一) 病案一

【关键词】糖尿病性足溃疡；疮面辨证；蚕食换药

患者张某，男性，46 岁，主因"左足红肿破溃 1 月余"于 2017 年 1 月 18 日收入院。

【评估】

1. 现病史　患者 1 个月前无明显诱因左足 Ⅱ 趾前端皮肤水泡，破溃后轻微疼痛，未愈合，未予重视。2 周前左足 Ⅱ、Ⅲ 趾局部皮肤出现红肿疼痛，伴有破溃及脓性渗出，就诊于外院，给予改善循环、抗感染治疗，局部换药，治疗后患者局部红肿逐渐延伸至足底部及足部外踝，遂至我科门诊治疗，予局部切开引流术，内部可见大量脓性渗出及坏死肌腱筋膜等。于 2017 年 1 月 18 日收入病房治疗。入院后患者神志清楚，双下肢水肿，左重右轻，左足 Ⅱ、Ⅲ 趾色黑坏死，足背及足底已切开，内部脓性分泌物，伴恶臭味，局部红肿疼痛，左足跟及外踝方向存在潜腔，纳眠可，二便调。

2. 既往史　2 型糖尿病 5 年，高血压 2 年，下肢动脉粥样硬化闭塞症 2 年。

3. 实验室检查　白蛋白（ALB）16.8g/L，白细胞（WBC）21.61×10^9/L，C- 反应蛋白（CRP）50mg/L，血红蛋白浓度（Hgb）69g/L，血糖（GLU）15.5mmol/L。疮面细菌培养：金黄色葡萄球菌。

4. 护理专科检查　T 37.5℃；P 102 次 / 分；R 22 次 / 分；BP 133/72mmHg。

双小腿指凹性水肿，肤色苍白，皮温较低，皮肤可见散在色素沉着，皮肤干燥、脱屑。左足Ⅱ、Ⅲ趾色黑坏死，破溃部位可见大量坏死组织，脓性渗出，伴恶臭味，沿Ⅱ、Ⅲ趾两侧至足背及足底切开处可见内部大量坏死肌腱、筋膜、脓性分泌物，足部皮肤红肿。双下肢感觉减退明显，双侧足背及胫后动脉未触及。

【主要诊断】

中医诊断：脱疽病　　中医辨证：湿毒内蕴证

西医诊断：1. 2 型糖尿病性足溃疡

　　　　　2. 周围神经病

【护理问题】

1. 感染　与糖尿病足溃疡有关。

2. 营养失调　与糖尿病患者胰岛素分泌或作用缺陷引起糖、蛋白质、脂肪代谢紊乱有关；与感染有关。

3. 疼痛　与糖尿病足溃疡疮面不愈有关。

【护理过程】

2017-1-18

患者左足足背疮面 9cm×5cm×0.5cm，100% 黄色组织；2～3 点钟方向 2cm 潜行，10～11 点钟方向 2cm 潜行；左足足底疮面 9cm×2cm×0.5cm，75% 黄色组织、25% 黑色组织；7～8 点钟方向 2cm 潜行；左Ⅱ、Ⅲ足趾色黑坏死。渗出液：中量，黄浊，稠厚，味恶臭。疮周：红肿，皮温高，边缘不齐。疼痛评分 4 分。

用 5% 聚维酮碘溶液消毒疮面后行外科清创，清除大量坏死组织，切开引流，为手术做准备。再予生理盐水清洗擦拭疮面，十字划痕留取分泌物培养，结果回报：金黄色葡萄球菌。后予朱红膏纱条蚕食清疮换药，加速坏死组织的溶解，清热解毒，化腐生肌。患者餐前血糖 15.5mmol/L，予胰岛素皮下注射调节血糖。已嘱患者饮食应定时定量，宜食高蛋白、富含铁、高维生素、高纤维素食品，如木耳、银耳、瘦肉、蛋类、新鲜蔬菜等；忌食含碳水化合物高、高脂肪、辛辣刺激食品及发物，如葱、蒜、辣椒、牛油、动物内脏等。

2017-1-24

患者于 2017 年 1 月 22 日行化脓性感染切开引流术，左足Ⅱ、Ⅲ趾经跖骨截趾术。2017 年 1 月 24 日患者左足足背疮面 9cm×5cm×0.5cm，大于 75% 黄色组织，小于 25% 红色组织；2～3 点钟方向 2cm 潜行，10～11 点钟方向 2cm 潜行；左足足底疮面 9cm×3cm×0.5cm，大于 50% 黄色组织、小于 50% 红色组织；7～8 点钟方向 1cm 潜行。渗出液：少量，黄浊，稠厚，微臭。疮周：红肿，皮温高，边缘不齐。疼痛评分 0 分，感觉明显减退。患者餐前血糖 8.49mmol/L，血红蛋白浓度（Hgb）69g/L。

生理盐水清洗擦拭疮面，十字划痕留取分泌物培养，结果回报：未生长。后予朱红膏纱条蚕食清疮换药，加速坏死组织的溶解，清热解毒，化腐生肌。患者餐前血糖高于正常值，予胰岛素皮下注射调节血糖，已嘱患者注意调节饮食，增加营养。

2017-2-24

患者于 2017 年 2 月 23 日行左足背创面 2～3 点钟和 10～11 点钟方向潜腔切开术。2017 年 2 月 24 日患者左足足背疮面 9cm×8cm×0.3cm，大于 75% 红色组织，小于 25% 黄色组织；左足足底疮面 9cm×4cm×0.5cm，100% 红色组织。渗出液：少量，黄白，黏稠，无味。患者餐前血糖 6.54mmol/L。疮周：紫暗肿胀，皮温正常，边缘较整齐。疼痛评分 0 分。

用生理盐水清洗擦拭疮面，予紫色疽疮纱条及朱红膏纱条交替行蚕食清疮换药，活血化瘀，化腐生肌。患者餐前血糖值趋于正常，继续皮下注射胰岛素治疗，嘱患者定时定量进餐控制血糖。

2017-3-16

患者左足足背疮面7cm×7cm×0.1cm，100%红色组织；左足足底疮面9cm×4cm×0.1cm，100%红色组织。无渗出。疮周皮温正常，无肿胀，边缘整齐。疼痛评分0分。患者餐前血糖6.21mmol/L，血红蛋白浓度（Hgb）64g/L。已嘱患者注意调节饮食控制血糖，增加营养，继续皮下注射胰岛素治疗。

用生理盐水清洗擦拭疮面，予朱红膏纱条及Ⅰ号纱条交替蚕食清疮换药，化腐生肌，收敛长皮。

2017-5-20

患者左足疮面愈合。疮周正常。疼痛评分0分。患者餐后血糖6.6mmol/L。嘱患者定时定量进餐控制血糖，继续皮下注射胰岛素治疗，使血糖控制在平稳状态。

【效果评价】

	治疗前	治疗后
疼痛评分	4分	0分
疮面情况（图1-2）	左足足背疮面9cm×5cm×0.5cm，100%黄色组织；2～3点钟方向2cm潜行、10～11点钟方向2cm潜行；左足足底疮面9cm×2cm×0.5cm，75%黄色组织、25%黑色组织；7～8点钟方向2cm潜行；左Ⅱ、Ⅲ足趾色黑坏死	左足疮面愈合
疮周情况	红肿，皮温高，边缘不齐	正常
渗出情况	中量，黄浊，稠厚，味恶臭	无

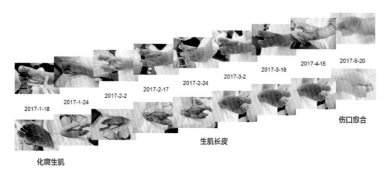

图 1-2　疮面变化过程

【按语】

脱疽又称糖尿病足、糖尿病肢端坏疽，是糖尿病慢性致残性并发症，主要病因为下肢中小血管及微循环障碍，周围神经病变并发感染所致。本病的治疗原则为控制血糖、抗感染、手术治疗等。

患者主因"左足红肿破溃 1 月余"于 2017 年 1 月 18 日收入院。中医诊断为脱疽病，中医辨证为湿毒内蕴证。

病因是患者平素体弱，脾胃运化功能不健，水湿运化失常，日久致湿浊内蕴、成毒；患者消渴病史日久，气阴耗伤，气阴不足，不能濡养肌肤，加之病变部位长期受压，局部循环障碍，发为本病。

治疗为入院后完善各项理化检查，即行外科清创术，清除大量坏死组织，切开引流，予朱红膏纱条蚕食清疮换药，以加速坏死组织的溶解，清热解毒，化腐生肌。一周后行化脓性感染切开引流术，左足Ⅱ、Ⅲ趾经跖骨截趾术。手术后继续予朱红膏纱条、紫色疽疮纱条、Ⅰ号纱条辨证换药治疗。予胰岛素皮下注射调节血糖，嘱患者定时定量进餐，控制血糖在平稳状态，宜进食高蛋白、富含铁、高维生素、高纤维素食品，如木耳、银耳、瘦肉、蛋类、新鲜蔬菜等。出院时向患者及家属强调控制血糖的重要性，同时注意营养均衡，严格按照医嘱应用降糖药物。

治疗方案分析：患者中年男性，性情平和，家属及患者依从性较好，经过4个月的治疗，包括手术治疗及蚕食清疮术，患足疮面愈合，疼痛评分0分。

患者入院时疮面感染重，疮面坏死组织较多，分泌物黄浊、臭秽，疮周红肿，皮温高，此时以"腐"为特征，局部辨证为热盛肉腐证，采用朱红膏纱条结合蚕食清疮术换药；患者手术后，渗出液少量、黄浊、稠厚、微臭，疮周红肿，皮温高，边缘不齐，此时疮面有"瘀"的表现，局部辨证为气虚血瘀证，加用紫色疽疮膏纱条；当疮面100%红色组织，无渗出，疮周皮温正常，无肿胀，边缘整齐，上皮细胞有生长迹象时，加用Ⅰ号纱条，生肌长皮。

在整个治疗过程中，通过对伤口的辨证，适时采用不同的中药制剂和特色技术取得了满意的效果，与此同时医护人员注重患者的血糖管理和营养支持，注重对患者及家属的健康教育，取得了患者及家属的配合，对疾病的康复产生了积极的作用。

（二）病案二

【关键词】下肢溃疡；疮面辨证；蚕食换药

患者张某，男性，70岁，主因"双小腿胀痛40年，反复破溃30余年，加重2周"于2019年4月12日收入院。

【评估】

1. 现病史　患者40余年前无明显原因出现双小腿胀痛，后双小腿反复破溃，间断对症治疗，2周前患者无明显原因出现破溃面积增大，疼痛加重。纳可，眠欠安，大便 2 ～ 3 日一行，质黏，尿等待。

2. 既往史　患者 9 个月前因双小腿破溃面积增大，疼痛肿胀加重，就诊于北京某医院，行左侧髂静脉支架植入术。

3. 实验室检查　红细胞（RBC）3.36×10^{12}/L，血红蛋白浓度（Hgb）105g/L，凝血酶原时间（PT）12.5s，D 二聚体（D-D）0.52mg/L。

4. 护理专科检查　T 36.2 ℃；P 62 次 / 分；R 17 次 / 分；BP 135/74mmHg。

双下肢对称等长，可见静脉迂曲，胫前汗毛稀疏，片状色素沉着斑，双侧股动脉、腘动脉搏动可及。左侧外踝可见 15cm × 8cm × 0.2cm 大小破溃，可见少量淡黄色脓性分泌物；疮周边缘不齐，皮肤色暗肿胀。

【主要诊断】

中医诊断：臁疮病　中医辨证：脾虚湿蕴证，气虚血瘀证

西医诊断：1. 下肢溃疡

　　　　　2. 下肢静脉功能不全

【护理问题】

1. 疼痛　与患肢破溃有关。

2. 活动无耐力　与患肢静脉回流障碍，疼痛有关。

3. 组织完整性受损　与开放性疮面，皮肤的防御和保护功能受损有关。

4. 有感染的危险　与疮面未愈合有关。

【护理过程】

2019-4-12

患者左侧外踝可见 15cm × 8cm × 0.2cm 疮面，75% 黄色坏

死组织，25% 红色组织。渗出液：可见少量淡黄色脓性分泌物。疮周：边缘不齐，皮肤色暗肿胀。疼痛评分 6 分。分泌物培养：未生长。ABI：0.9。

处理：中药泡洗荡涤疮面后，用生理盐水清洁疮面，予朱红膏纱条蚕食清疮换药，以加速坏死组织的溶解，清热解毒，化腐生肌，无菌纱布覆盖，绷带包扎固定。

2019-4-19

患者左侧外踝可见 15cm×8cm×0.2cm 疮面，50% 黄色组织，50% 红色组织。渗出液：可见少量淡黄色脓性分泌物。疮周：边缘不齐，皮肤肿胀较前好转。疼痛评分 4 分。

处理：中药泡洗荡涤疮面后，用生理盐水清洁疮面，予朱红膏纱条蚕食清疮换药，无菌纱布覆盖，绷带包扎固定。

2019-4-26

患者左侧外踝可见 14cm×7cm×0.2cm 疮面，25% 黄色组织，75% 红色组织。渗出液：少量淡黄色脓性分泌物。疮周：边缘较前整齐，皮肤肿胀好转。疼痛评分 4 分。

处理：中药泡洗荡涤疮面后，用生理盐水清洁疮面，予朱红膏纱条蚕食清疮换药，无菌纱布覆盖，绷带包扎固定。

2019-4-27

患者出院，护士定期电话随访，指导患者出院后规律换药。用生理盐水清洁疮面，予朱红膏纱条换药，无菌纱布覆盖，绷带包扎固定。

患者遵医嘱院外期间于社区门诊规律换药。

2019-6-6

患者门诊复查，左侧外踝可见 1cm×1cm×0.1cm 疮面，100%红色组织。渗出液：无。疮周：边缘整齐，皮肤无肿胀。疼痛评分0分。

处理：指导患者继续疮面换药，用生理盐水清洁疮面，予朱红膏纱条填充疮面，Ⅰ号纱条覆盖疮周，外敷无菌纱布，绷带包扎固定。

【效果评价】

	治疗前	治疗后
疼痛评分	6分	0分
疮面情况 （图1-3）	左侧外踝可见15cm×8cm×0.2cm疮面，75%黄色坏死组织，25%红色组织。渗出液：可见少量淡黄色脓性分泌物	左侧外踝可见1cm×1cm×0.1cm疮面，100%红色组织
疮周情况	边缘不齐，皮肤色暗肿胀	边缘整齐，皮肤无肿胀
渗出情况	少量淡黄色脓性分泌物	无

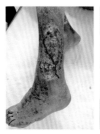
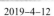
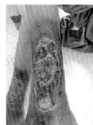
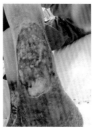
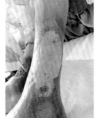

| 2019-4-12 | 2019-4-19 | 2019-4-26 | 2019-6-6 |

图1-3 疮面变化过程

【按语】

臁疮是指发生在小腿下部的慢性溃疡，本病多继发于下肢静脉曲张和丹毒等病。其临床特点是多发于双小腿内、外侧的下1/3处，溃疡发生前患部长期皮肤瘀斑、粗糙，溃烂后疮口经久不愈或虽已经收口，每易因局部损伤而复发。此病俗称老烂腿。

患者主因"双小腿胀痛40年，反复破溃30余年，加重2

周"于 2019 年 4 月 12 日收入院。中医辨证为脾虚湿蕴证、气虚血瘀证。

病因是患者老年男性，脏腑功能逐渐衰退，脾失健运，湿浊内生，脉络阻滞，肌肤失养，发为本病。

治疗为中药泡洗荡涤疮面后予朱红膏纱条蚕食清疮换药，加速坏死组织的溶解，清热解毒，化腐生肌。出院后规律换药，门诊复查，予朱红膏纱条、Ⅰ号纱条辨证换药治疗。

治疗方案分析：患者老年男性，主因"双小腿胀痛 40 年，反复破溃 30 余年，加重 2 周"收入院治疗。中医辨证为脾虚湿蕴证，气虚血瘀证。入院时患者左侧外踝可见 15cm×8cm×0.2cm 疮面，75% 黄色坏死组织，25% 红色组织；渗出液可见少量淡黄色脓性分泌物；疮周边缘不齐，皮肤色暗肿胀；疼痛评分为 6 分。遵医嘱予中药泡洗荡涤疮面后，用生理盐水清洁疮面，予朱红膏纱条蚕食清疮换药，加速坏死组织的溶解，清热解毒，化腐生肌。出院时患者左侧外踝可见 14cm×7cm×0.2cm 疮面，25% 黄色组织，75% 红色组织；渗出液为少量淡黄色脓性分泌物；疮周边缘较前整齐，皮肤肿胀好转；疼痛评分为 4 分。出院后护士定期电话随访，指导患者社区规律换药，门诊定期复查，上皮细胞有生长迹象时，加用 Ⅰ号纱条，生肌长皮。

第二节　引血疗法

一、概述

引血疗法又称针刺放血疗法、刺络疗法、刺血疗法、泻血疗法，是用针具或刀具刺破或划破人体特定的穴位和一定的部位，放出少量血液，以治疗疾病的一种方法。

二、渊源

此疗法的产生可追溯至远古的石器时代。当时，人们在劳动实践中发现用锐利的石块砭石，在患部砭刺放血，可以治疗某些疾病。砭刺的工具随着科学的发展，产生了金属针，以后又根据医疗实践的需要，出现了专门用来做放血治疗的"锋针"。

此疗法最早的文字记载见于《黄帝内经》，如"刺络者，刺小络之血脉也"；"宛陈则除之，出恶血也"。《黄帝内经》中有30余篇谈及刺血，尽管资料零星分散，然而对于刺血的依据、作用、方法、临床应用、注意事项多有阐述，并提出络刺、赞刺、豹纹刺等具体刺法。

血实宜决之，治则名。决，指放血。对气血壅实之证，可采用针刺某些穴位或体表小静脉并放出少量血液的治疗方法。

宛陈则除之，"宛"同"瘀"，指气血郁滞。"陈"即"陈旧"，引申为时间长久。"宛陈"泛指脉络瘀阻之类的病症；"除"即"清除"，指清除瘀血的刺血疗法，对络脉瘀阻不通引起的病症，宜采用三棱针点刺放血，达到活血化瘀的目的。

三、理论依据

引血疗法根据"血实宜决之"提出，出自《素问·阴阳应象大论》。"宛陈则除之"，出自《灵枢·九针十二原》。"其受邪气，畜则肿热，砭射之也"，出自《难经·第二十八难》，是直接针刺于络脉，并使之出血的一种方法。可达到"经脉流行，营复阴阳",回阳化腐,生肌长肉固皮的作用。

四、功效

引血疗法具有消肿止痛、祛风止痒、开窍泄热、镇吐止泻、通经活络、镇定、急救、解毒、化瘀等功效。

五、适应证与禁忌证

(一) 适应证

此技术适用范围很广,可用于内科、妇科、男科、儿科、五官科、皮肤科及其他各科疾病,其中对皮肤病、过敏性疾病等有奇特的效果。

外科主要适用于慢性下肢溃疡疮面经久不愈属阴证、虚证、寒证的锁口疮。锁口疮因其顽疮久不收口,如同被锁住而称其为"锁口疮"。锁口疮的主要特征为:病程长达数月或数年;好发于多皮、多筋、多骨、少气、少血的胫骨内外侧;疮面既不扩大,也不缩小,经久不愈;疮周乌黑僵硬,瘀斑沉着,肉芽晦暗,脓汁稀少,局部有紧压感,但无明显痛痒;疮面周边可见形似橡皮圈样的、灰白色、质厚坚硬上皮,称之为"锁口皮"。

(二) 禁忌证

引血疗法有三不用原则:即无锁口皮不用,疮面陷者不用,疮周无紫色瘀斑者不用。另外体质虚弱、贫血、孕妇、产妇、凝血机制不良者、晕针晕血者、重大疾病患者也禁止使用放血疗法;传染病患者不宜放血;饥饿、紧张、疲劳、大汗之后不宜进行放血治疗。

六、操作规范

(一)评估

1. 患者的主要症状、既往史、过敏史及是否妊娠。

2. 病室环境及温度。

3. 患者认知、自理能力。

4. 治疗部位的皮损情况。

5. 对疼痛的耐受程度。

(二)物品准备

治疗盘、弯盘、镊子、碘伏、酒精、棉球、盐水棉球、干棉球、三棱针(或圆针、大号无菌针头)、棉签、剪刀、无菌纱布、胶布、手套、一次性隔离单、手消。

(三)操作方法

1. 遵照医嘱确定治疗部位,放置隔离单,充分暴露患处,注意保护隐私及保暖。

2. 协助患者取合理、舒适体位。

3. 先用盐水棉球清洁疮面周围皮肤。

4. 再用碘制剂等消毒疮面周围皮肤。

5. 用镊子去除疮口边缘的锁口,由锁口皮外侧较厚处夹起,并由外向内轻轻与正常皮肤剥离,以不出血为度。

6. 取三棱针沿疮周围瘀斑快速垂直啄刺,针距 1 ~ 3 分(中国老市尺 1 分 =3.33mm),以拔针见血如珠为度。

7. 待出血停止后,用无菌干棉球擦净血迹,再用碘伏、酒精消毒疮面周围皮肤。

8. 按外科蚕食清疮换药法，应用红纱条局部换药。必要时给予弹力绷带包扎固定。

9. 整理用物，处理医疗废物。

10. 记录操作时间、疮面情况、治疗方案，操作人签字。

（四）常用针刺手法

1. 点刺　点刺又称速刺，对准放血处，迅速刺入 1.5 ~ 3mm，然后迅速退出，放出少量血液或黏液。该法运用较多，大多数部位都宜采用。

2. 挑刺　挑刺是针刺入皮肤或静脉后，随即针身倾斜，挑破皮肤或静脉放出血液或黏液，多用于胸及背部、耳后部位放血。

3. 缓刺　缓慢刺入静脉 1 ~ 2mm，缓慢退出，放出少量血液，多用于肘窝、腘窝、头面部的浅静脉放血。

4. 围刺　围刺又称散刺，刺数多、刺入浅，是在病灶周围点刺出血，以拔针出血如珠为度。

七、注意事项

1. 针刺力度以患者耐受程度为准，如患者出现晕针等不适症状，应暂时停止操作。

2. 三棱针点刺的密度和深度应根据瘀血程度而定，对瘀血严重者（皮色紫黑者其瘀血越严重），可增加针刺的密度和深度。

3. 针刺时以拔针见血如珠为度，勿过深。

4. 每周 2 ~ 3 次，待疮周颜色转至红色为止。

5. 嘱患者保持伤口及周围清洁干燥，适当活动，休息时可抬高患肢 30°。

八、健康教育

1. 保持伤口敷料清洁干燥，伤口渗出较多时及时更换敷料，避免继发感染。

2. 伤口部位出血、渗出增多，伤口周围皮肤红肿、浸渍等情况发生时，及时就诊，以免延误病情。

3. 伤口剧烈疼痛时可适当应用止疼药物，避免引起心脑血管病变及其他并发症。

4. 合并糖尿病患者需定期监测血糖，制定合理的饮食方案，给予低糖、低脂、高维生素、优质蛋白饮食，增强自身免疫力。

5. 避免剧烈活动，促进伤口愈合。

6. 嘱家属多和患者交谈，保持良好心态，树立信心。

7. 遵医嘱服药，中西药宜间隔 30 分钟以上服用，不适随诊。

九、常见疾病健康处方

臁疮（慢性下肢皮肤溃疡）

1. 生活起居

（1）保持室内温湿度适宜，空气流通。勤剪指甲，避免挠抓患处皮肤，注意患肢保暖。

（2）适当运动，避免久行久立、跷二郎腿，休息时可抬高患肢 15° ~ 30°。

（3）行走、如厕、上下轮椅时防止跌倒。

（4）嘱家属多和患者交谈，及时予以心理疏导，使患者保持良好心态。

2. 饮食调护

（1）指导患者健康、合理饮食。宜食清淡、易消化的高维生素、低糖、低脂、优质蛋白饮食，以增强自身免疫力。

（2）忌烟酒，忌食腥发、辛辣刺激、油腻之品。

（3）糖尿病患者宜少食多餐，可适当增加膳食纤维，如燕麦、红薯、芹菜等。

（4）辨证施膳

湿热蕴毒证：便秘患者可多食香蕉、蜂蜜、芝麻等润肠通便之品，养成定时排便习惯。宜食甘寒、甘平的食物如绿豆、芹菜、土豆、马齿苋等。食疗方：玉米赤豆粥，绿豆银花汤等。

气虚血瘀证：宜进食高营养、高蛋白、高维生素的食材，如瘦肉、山楂、大枣、莲子、新鲜蔬菜水果等，以增强机体抵抗力。食疗方：薏苡仁黄豆汁、黄鳝粥等。

寒湿凝滞证：宜进食具有祛寒除湿、温经通脉作用的食物，如扁豆、韭菜、芥菜、荔枝、桃子、栗子、羊肉、鸡肉、狗肉、鲤鱼、鲫鱼等。食疗方：山楂粳米粥等。

3. 用药指导

（1）遵医嘱服药，中西药宜间隔30分钟以上服用，不适随诊。

（2）密切观察疮面情况，遵医嘱每日换药。

（3）中药泡洗患者注意水温（35～39℃）及时间（15～20分钟）。泡洗后要将局部擦干。

4. 功能锻炼与康复

（1）指导患者进行坐式八段锦、简化太极拳锻炼。

（2）教会患者腿部按摩，两手分别放在小腿两侧，由踝部向膝关节揉搓小腿肌肉。

（3）站立时做踮脚运动，或做小腿的踢腿运动。

5. 自我管理

（1）鼓励病友间相互交流治疗体会，提高认知，调和情志，增强治疗信心。

（2）掌握正确使用弹力绷带的方法，以保护疮面和疮周皮肤。晨起时抬高患肢，排空浅静脉内血液。从足心开始，将弹力绷带向上缠绕到膝下，粘扣固定。弹力绷带缠绕松紧适度，特别注意足踝部，因此处位置最低，若松紧度不适易造成局部水肿。包扎弹力绷带后，活动时应自觉舒适，无酸胀、疼痛等不适。

（3）嘱患者要坚持长期正确使用弹力绷带。

十、典型病例

（一）病案一

【关键词】臁疮；皮肤溃疡

患者李某，男性，69 岁，主因右下肢胫前皮肤溃疡 2 年余，伴有肿胀，卧床休息后减轻，在当地治疗效果不佳于 2016 年 9 月 6 日来我院就诊。

【评估】

1. 现病史　右下肢胫前皮肤溃疡 2 年余，约 3.5cm × 3cm，伴有肿胀，经久不愈。

2. 既往史　右下肢静脉曲张二十余年，高血压病史十余年。

3. 专科检查　右下肢胫前皮肤溃疡约 3.5cm × 3cm（图1-4），病程长达数年，经久不愈，疮面周边可见形似橡皮圈样的、灰白色、质厚坚硬上皮，疮周乌黑僵硬，瘀斑沉着，肉芽晦暗，脓汁稀少，局部有紧压感，疼痛评分 3 分。

【主要诊断】

中医诊断：臁疮　中医辨证：气虚血瘀证

西医诊断：慢性下肢皮肤溃疡

【护理问题】

1. 伤口经久不愈　与疮周乌黑僵硬有关。

2. 疼痛　与伤口局部肿胀有关。

3. 焦虑　与伤口经久不愈、活动受限有关。

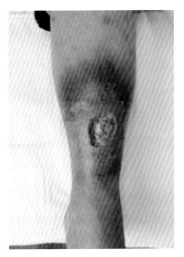

图1-4　疮面情况

【护理过程】

2016-9-6

患者主因右下肢胫前皮肤溃疡2年余，约3.5cm×3cm，伴有肿胀，经久不愈，来门诊就诊。医嘱治疗方案为整体治疗与局部治疗相结合。整体治疗中药内服，以益气活血、祛瘀生新为主。局部外治以蚕食清疮换药为主，引血疗法辅助治疗。首先施以引血疗法，取三棱针沿疮周围瘀斑快速垂刺，以拔针见血如珠为度，待出血停止后用无菌干棉球擦净血迹，再用碘伏、酒精消毒疮面周围皮肤。再给予蚕食清疮换药，最后应用绷带缠缚压力治疗（图1-5）。患者出血颜色由紫暗转为红色，疮周皮肤颜色变浅，患肢肿胀减轻，疼痛评分2分。嘱保持伤口敷料清洁干燥，伤口渗出较多时及时更换敷料，避免继发感染。如出现伤口部位出血，伤口周围皮肤红肿、浸渍等情况时，及时就诊，以免延误病情。避免剧烈活动，促进伤口愈合。制定合理的饮食方案，给予低糖、低脂、高维生素、优质蛋白饮食，增强自身免疫力。嘱家属多与患者交流，使其保持良好心态，树立信心。

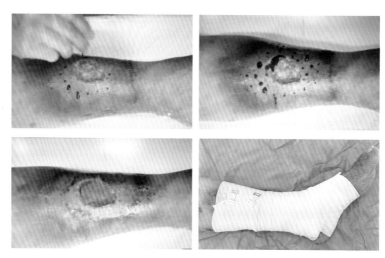

图 1-5 护理过程

【按语】

在治疗慢性皮肤溃疡久治不愈的伤口中采用引血疗法，并辅助蚕食清疮换药治疗，是一种行之有效的活血化瘀治疗方法，疗效显著，对人体无伤害，并可减免某些中西药对人体的毒副作用，深得患者认可。此患者右下肢胫前皮肤溃疡 2 年余，疮面周边可见形似橡皮圈样的、灰白色、质厚坚硬上皮，疮周乌黑僵硬，瘀斑沉着，符合本技术应用的适用范围，经治疗其患者出血颜色由紫暗转为红色，疮周皮肤颜色变浅，患肢肿胀、疼痛减轻。但是，由于此疗法为侵入性操作，患者久病，疮周皮肤呈长期瘀血的僵化状态，伤后难愈，故实施操作时需严格掌握适应证，避免给患者造成二次伤害。每次操作后切记要应用弹力绷带包扎，以减轻下肢血管压力及下肢肿胀。

引血疗法是一种古老的、祖国传统医学中独特的刺络放血疗法，是一种简单方便、副作用少、疗效快、成本低的物理疗法。出少量血液，以外泄内蕴之热毒，疏通经脉，调理气血，促邪外出以达到治疗疾病的目的。相传扁鹊在百会穴放血治愈虢太子"尸厥"，华佗用针刺放血治疗曹操的"头风症"，唐代御医用头顶放血法治愈了唐高宗的"头眩不能视症"，均是以针刺放血取效，并认为针刺放血，攻邪最捷。通过数千年的医疗实践，为现代医家临床所习用，也是现今提倡的健康绿色疗法。

(二) 病案二

【关键词】坏疽性脓皮病；中医护理；引血疗法

赵某，女性，56 岁，主因"右下肢起红斑水泡疼痛 25 天，溃疡半月"，由门诊以"坏疽性脓皮病"于 2011 年 10 月 27 日收入院。

【评估】

1. 现病史　患者 25 日前无明显诱因右侧大腿内侧可见 3 ~ 5 个粟粒大小红斑丘疹，自觉如虫咬，随后皮损加重，有明显水疱、脓疱、渗出，并出现直径 6cm 大小溃疡，且面积逐渐扩大。遂来我科住院治疗。查体右下肢可见三处溃疡，其中右大腿屈侧约 10cm×20cm 大小溃疡面，溃疡深达 0.5cm，溃疡面簇集水肿性肉芽，其上覆较多脓血性分泌物，溃疡面边缘可见黑褐色厚痂，溃疡外周皮肤潮红水肿，散在丘脓疱疹。右小腿屈侧潮红水肿性斑片，其上较多密集分布绿豆至芝麻大小炎性丘疹及丘脓疱疹；并见 5cm×5cm 大小和 3cm×3cm 两处溃疡面，溃疡中心可见水肿性肉芽组织，其上少许脓性分泌物，边缘黑褐色厚痂。右小腿伸侧、足背高度水肿，皮肤光亮无渗出。

2. **既往史** 溃疡性结肠炎病史 11 年，目前控制良好。卵巢恶性肿瘤病史 9 年。2002 年于协和医院行卵巢、子宫全切术，术后化疗 9 次，病情稳定。2008 年出现血尿，诊为隐匿型肾小球肾炎，以中药治疗为主，未行活检及特殊治疗。

3. **实验室检查** 血常规：WBC 7.43×10^9/L，C- 反应蛋白 14.3mg/L；细菌培养：未见生长细菌；尿常规：未见异常；病理结果：符合坏疽性脓皮病诊断。

4. **护理专科检查** T 36.5 ℃；P 96 次/分；R 16 次/分；BP 110/70mmHg。

神志清楚，痛苦面容，入院后症见：右侧大腿内侧可见暗红色绿豆大小斑丘疹、色素沉着，簇集带状分布。右大腿屈侧可见一约 10cm×20cm 大小溃疡面，溃疡面簇集水肿性肉芽，其上少许脓性分泌物，溃疡面边缘可见黑褐色厚痂，溃疡外周皮肤潮红水肿，皮温不高，散在丘脓疱疹。右小腿屈侧潮红水肿性斑片，其上较多密集分布绿豆至芝麻大小炎性丘疹及丘脓疱疹；并见一 5cm×5cm 大小，一 3cm×3cm 大小溃疡面，溃疡中心可见水肿性肉芽组织，其上少许脓性分泌物，边缘黑褐色厚痂。右小腿伸侧、足背高度水肿，皮肤光亮无渗出。左下肢及躯干、头面、上肢未见皮损。

【主要诊断】

中医诊断：脓皮病　中医辨证：湿热毒蕴证

西医诊断：坏疽性脓皮病

【护理问题】

1. 皮肤完整性受损　与坏疽性脓皮病所致溃疡有关。

2. 疼痛　与疾病损伤有关。

3. 焦虑　与溃疡疼痛和知识缺乏有关。

【护理过程】

2011-10-27

入院评估后，因局部皮肤大面积溃疡覆着脓液，结痂，立即使用高锰酸钾溶液淋洗皮损处，再行疱病清创术，用剪刀去除边缘坏死组织与部分痂皮，用生理盐水棉球清除脓液，清洁创面后，使用半导体激光治疗仪照射溃疡部位，距离创面2～3cm，照射10min；将剪好的红纱条填于溃疡处，要求按照溃疡内缘填塞并完全覆盖，为使红纱条与创面充分接触，在红纱条及纱布间加用无菌干棉球，然后将无菌纱布覆盖在溃疡面上，最后使用胶带固定，松紧适宜。换药后在患肢下放置一软枕，抬高患肢，以利于静脉回流，变换体位时防止创面受压或摩擦。每日换药1次。

2011-10-28

换药前使用6～8层无菌纱布蘸取康复新原液渐渍治疗。渐渍的纱布以拧干不滴水为宜。中药渐渍既可达通利血脉、养阴生肌的治疗目的，又可在湿润状态下揭开纱布，减轻患者的痛苦。局部实施渐渍治疗后用生理盐水清洁创面，同以上方法换药。患者疼痛症状明显，换药时由于局部刺激，其疼痛更为剧烈，故一方面注意换药时动作轻柔，另一方面在换药时配合音乐疗法，可舒缓患者不良情绪。同时每晚睡前予安神贴贴敷神阙穴，辅助睡眠，减轻疼痛。鼓励患者与人多交流，护理人员耐心倾听患者的诉说，向其讲解中医七情致病知识，解释护理措施的制定与实施的原因，使其积极配合治疗和护理。

2011-11-1

患者右大腿内侧原脓疱疹已结痂。右大腿屈侧较大溃疡面较前缩小变平，约15cm×8cm，溃疡面外周皮肤潮红水肿消失。右小腿屈侧面原脓疱疹已结痂。原溃疡面减小，约为4cm×3cm及2cm×2cm。经评估右大腿较大溃疡面仍用红纱条换药；右小腿较小溃疡面在清创后应用邮票贴敷法换药，以庆大霉素盐水纱条覆盖其上，以消炎保护创面，促进局部组织的生长。

2011-11-4

患者右大腿内侧创周锁口皮明显，采用引血疗法。余创面处理同前。

2011-11-7

患者右大腿内侧创周原锁口皮处溃疡面向中心愈合。原脓疱疹基本消退，部分暗红色色素沉着。右大腿屈侧较大溃疡面大部分愈合，呈约10cm×6cm大小暗红斑，无明显水肿，表面湿润，红斑中央可见一钱币大小、一甲盖大小溃疡。右小腿屈侧面原溃疡面已结痂，痂皮较厚。调整换药方案，在中药溻渍清创后，大腿处溃疡面使用庆大霉素盐水纱条进行邮票贴敷。右小腿厚痂处使用化毒散膏外敷，以软化痂皮。

2011-11-11

患者右大腿内侧原脓疱疹基本消退，部分暗红色色素沉着。右大腿屈侧较大溃疡面大部分愈合，呈约10cm×6cm大小暗红斑，无明显水肿，表面湿润，红斑中央未见明显溃疡。右小腿屈侧面原溃疡面已结痂，大块痂皮已脱落。

护理效果见图1-6。

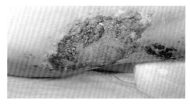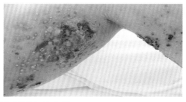

住院当日皮损表现（2011.10.27）

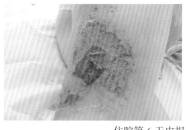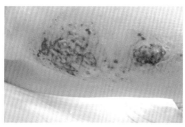

住院第 6 天皮损表现（2011.11.1）

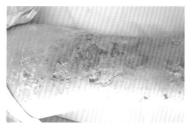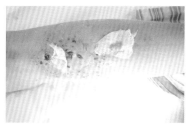

住院第 12 天皮损表现（2011.11.7）

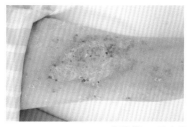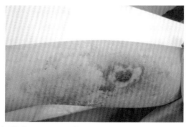

住院第 16 天皮损表现（2011.11.11）

图1-6　坏疽性脓皮病的护理效果

【效果评价】

患者住院期间给予高蛋白饮食，清热利湿、解毒止痛、益气活血中药口服，每日两次。局部在清创、溻渍、引血等治疗后，应用我院传统药物"红纱条"进行局部换药。溃疡性结肠炎治疗仍延续使用柳氮磺胺吡啶栓 1 粒纳肛 QN（每晚一次）治疗，患者经过 23 天中医药治疗，创面完全愈合。于 2011 年 11 月 18 日痊愈出院。2 个月后随访未见复发。

【按语】

坏疽性脓皮病是一种少见的皮肤疾病，1930 年由 Brunsting 首次报告。病因和发病机制目前尚不清楚，较多学者认为免疫异常为该病的主要病因。本病以破坏性的潜行性溃疡，局部剧烈疼痛为表现。治疗棘手，目前仍首选糖皮质激素为主，必要时联合免疫抑制剂、免疫调节剂、抗微生物制剂等。

本病患者为中年女性，既往溃疡性结肠炎病史、恶性肿瘤及化疗病史，体质虚弱；皮损急性发作，进行性加重，部位在皮肤、肌肉，皮肤红赤，皮温焮热，疼痛剧烈，脓质稠厚，可辨为阳证。治法以清热解毒为主，毒气退而肉自生。同时考虑到患者素体虚弱，故扶正为主要目标；以内治固脱正气，同时外治化腐生新。恰和"夫肌肉，脾之所主也，溃后收敛迟速者，乃气血盛衰使然"这一指导思想。

本病护理过程中中医外治法发挥了重要作用。以康复新洗剂实施中药溻渍不仅清热利湿解毒，而且宣通行表，发散邪气，使疮内消。有文献证明坏疽性脓皮病患者局部手术清创能促进正常组织的生长和修复，无论溃疡、坏死面积多大，只要进行及时的清创手术，则疼痛和水肿消失时间明显缩短，组织修复加快。本例患者入院当日在对局部溃疡彻底清创后采用"红纱条"换药，红纱条为我院院内制剂，属于油性敷料，易与创面组织表面结合而形成一层保护屏障和湿润环境，同时具备化腐生肌的作用，可促进伤口的自溶性清创和肉芽组织生长，阻止微生物侵入，加速伤口愈合。另外在皮损的不同阶段，应用邮票贴敷法具有收敛、消炎、固皮之功效；应用引血疗法，变静为动，变瘀为通，经脉流行，营复阴阳，对上皮组织的生长也起到了极为关键的作用。

本例患者的临床护理以中医整体观和辨证施治为原则，根据创面情况采用不同的外用剂型和多项中医特色技术，与此同时做好患者的心理疏导，指导病人积极配合治疗原发病，故收到了满意疗效。

第二章 燕京皮科护理名术

第一节 拔膏疗法

一、概述

拔膏疗法是赵炳南先生根据临床实际需要，吸取了前人经验，逐渐形成的一种独特疗法。本疗法是将拔膏（包括黑色拔膏棍、脱色拔膏棍及稀释拔膏）温热后外贴皮损的一种治疗方法。

二、渊源

赵炳南先生吸取前人"黑膏药"的经验，根据皮肤病的临床特点，逐步改进而成了拔膏疗法。拔膏剂型属于外用药剂型中膏药的一种，其药味组成和剂型源于古代的膏药，并在此基础上进行改良，其使用方便，易于保存，价格低廉，疗效较好。

三、理论依据

拔膏虽属一种外治疗法，然而外治与内治之理有殊途同归之妙。赵炳南先生根据多年治疗皮肤病的经验，把渗湿、解毒、杀虫、止痒视为治癣大法，总汇于拔膏中。所选择的药味，大多为气味俱厚，可开窍透骨、通经活络、拔毒外出之品。

赵炳南先生认为湿邪致病，有"散""聚"之说。就皮损面积大小而言，"散者一尺，聚者一寸"。散者易治，聚者难治。拔膏因膏胚黏韧，闭塞毛孔，药力透达腠理肌肤，使静止、顽固、慢性的"聚"形皮损，激惹为急性或亚急性的"散"形皮损，皮损变静为动，拔聚为"散"，引邪外出，然后按出现的皮损表现相应处理，往往可收到事半功倍的疗效。

总之，拔膏有治表和治里两大作用。治表可杀虫止痒，拔毒消肿，破瘀软坚；治里可通经活络，引邪外出，理气止痛。按照西医学观点，拔膏具有封闭、热疗及激惹发疱作用，可改善局部血液循环，促进炎症吸收，软化角质和瘢痕，促进皮肤的代谢。

四、拔膏疗法的种类及作用

（一）种类

拔膏多为棍状硬膏，可根据皮损的大小和形状临证随意摊涂，并可有热滴、蘸烙等多种操作方法。拔膏有黑色拔膏棍、脱色拔膏棍、稀释拔膏三种。其基本药物组成（群药）相同，由于所加的基质类药物不同，黑色拔膏棍作用较强；脱色拔膏棍作用与之相同，因脱去黑色，外贴时较美观；稀释拔膏作用较缓和。目前我科临床多使用黑色拔膏棍。

（二）功用

杀虫，除湿，止痒，拔毒提脓，通经止痛，破瘀软坚。

五、适应证与禁忌证

(一) 适应证

适用于治疗慢性、局限性、肥厚性、角化性、结节性皮肤病，如神经性皮炎、局限性硬皮病、结节性痒疹等。

1. 浸润、肥厚、增生性皮肤病　如慢性湿疹、局限性神经性皮炎、结节性痒疹、皮肤淀粉样变、乳头状皮炎、穿掘性毛囊炎、瘢痕疙瘩、盘状红斑狼疮等。

2. 角化性皮肤病　如寻常疣、跖疣、老年疣、角化过度型手足癣、甲癣、胼胝、鸡眼、掌跖角化病等。

3. 干燥、皲裂性皮肤病　如手足皲裂等。

4. 湿热毒类皮肤病　如多发性毛囊炎、疖肿、聚合性痤疮、鼻赘期酒渣鼻、须疮、掌跖脓疱病、带状疱疹后遗神经痛等。

5. 其他　如斑秃、白癜风、睑黄疣、局限性硬皮病等。

(二) 禁忌证

1. 对拔膏药物成分过敏者禁用。拔膏的药物组成中含有毒药物，因此在治疗中应避免较大面积和较长时间使用。

2. 急性炎症和糜烂渗出性皮肤病禁用，皮损处无肥厚浸润禁用。皮损表面不完整者禁用。

3. 皱褶部位的皮损，如外阴、肛周等处禁用。

4. 局部感知觉功能障碍者慎用。严重内分泌、心血管、血液、肝肾等系统疾病以及免疫功能低下者禁用。

5. 小儿、孕妇及哺乳期妇女禁用。

六、操作规范

(一)评估

1. 患者一般情况、既往史、过敏史、是否妊娠等。

2. 病室环境、温度适宜。

3. 患者对温热的耐受程度。

4. 拔膏部位的皮损情况。

(二)物品准备

治疗盘内放置酒精灯、火柴、胶布、剪子、棉签、75%酒精、汽油、药膏(黑色拔膏棍)、一次性隔离单、手消。

(三)操作方法

1. 核对医嘱,摆放舒适体位,保护隐私。

2. 清洁及保护:用75%酒精消毒皮肤,以2cm宽的胶布沿患处贴于正常皮肤上,以保护正常皮肤。

3. 常用拔膏摊涂方法

(1)热滴法:拿取拔膏棍的一端,将药棍另一端放在酒精灯上热熔后,对准皮损使药物滴于患处,上敷胶布,大小视患处而定。

(2)摊贴法:将热熔后药物滴摊于胶布上,迅速贴敷于患处。拔膏棍热熔后的温度最好是60℃以下。

(3)蘸烙法:将药棍一端热熔后对准皮损,快速烙贴患处,上敷胶布。

4. 摊涂厚度自1枚5分硬币至2枚5分硬币厚,依皮损角化肥厚程度而定,皮损角化肥厚越明显,摊涂应越厚。

5. 操作过程中及时询问患者有无不适。

6. 观察皮肤情况，协助患者着衣，取舒适体位。

7. 操作完毕，开窗通风，注意保暖，避免对流风。

8. 整理用物，处理医疗废物。

9. 记录操作时间、皮损情况、摊涂方法，操作者签字。

七、注意事项

1. 治疗次数可根据病变的情况而定，一般每 3 日 1 次。

2. 换药时如遇遗留的胶布印迹应清除干净。

3. 拔膏贴敷皮肤时要温热适宜，防止烫伤正常皮肤。

4. 防止酒精灯打破或酒精遗洒引燃衣物及烧伤皮肤。

5. 操作后应观察患者有无过敏反应。如出现过敏情况，立刻停止拔膏治疗，清除药痂及胶布痕迹，给予相应处理。

八、健康教育

在治疗过程中，应避免洗澡及大量汗出，以防药物及胶布脱落。如药物及胶布不慎脱落（药物会附着在胶布上同时脱落），可使用酒精灯等加热脱落的胶布及药物后，再次贴于皮损处，操作过程中应避免烫伤。

九、应用拔膏疗法常见疾病健康处方

（一）粟疮（痒疹）

1. 生活起居

（1）保持床单位清洁，选用柔软、纯棉制品，减少摩擦。

（2）保护皮肤，勤修剪指甲，防止搔抓及强力刺激；禁用热水烫洗，避免外伤及滥用药物。

（3）保证充足睡眠，避免过度疲劳，避免风、湿、热邪侵入。

2. 饮食指导

（1）饮食应有节制，少烟、酒及辛辣刺激食物。

（2）瘙痒者禁食辛辣腥发动风的食品，如牛羊肉、鹿肉、狗肉、海鲜、辣椒、花椒等。

（3）患者日常需注意可能引起病情发作或加重的食物，对可疑食物避免食用。

（4）建议选用蒸、煮、炖等方法烹制食物，避免烟熏、炙烤、油炸等。

（5）银花枇杷饮：鲜金银花10g，鲜枇杷4个。枇杷洗净，切开去核，捣烂，放入金银花，用开水冲泡。代茶频饮。功可疏风清热，解毒止痒。

3. 用药指导　遵医嘱用药，勿自行购药外用及加减药量。

4. 功能锻炼与康复　鼓励患者加强健身和文体活动，根据自身身体情况，选择适合自己的运动方式，可进行八段锦、太极拳等养生操锻炼。

5. 自我管理

（1）避免外伤、虫咬、过度日晒等不良刺激。

（2）老年患者在冬季应减少洗浴的次数，避免热水洗烫和局部搓洗，可以少量多次涂抹润肤油，以保湿止痒。

（3）尽量避免搔抓刺激，打破瘙痒－搔抓－瘙痒的恶性循环。

（4）注意劳逸结合，避免精神紧张。

（二）肉龟疮（瘢痕疙瘩）

1.生活起居

（1）保持床单位清洁，选用柔软、纯棉制品，减少摩擦。

（2）保护皮肤，勤修剪指甲，防止搔抓及强力刺激；禁用热水烫洗，避免外伤及滥用药物。

（3）保证充足睡眠，避免过度疲劳，避免风、湿、热邪侵入。

2.饮食指导

（1）饮食应有节制，少烟、酒及辛辣刺激食物。

（2）瘙痒者禁食辛辣腥发动风的食品，如牛羊肉、鹿肉、狗肉、海鲜、辣椒、花椒等。

（3）患者日常需注意可能引起病情发作或加重的食物，对可疑食物避免食用。

（4）建议选用蒸、煮、炖等方法烹制食物，避免烟熏、炙烤、油炸。

（5）薏仁竹叶甘草饮：薏苡仁20g，淡竹叶10g，生甘草6g，白糖适量。将三味药洗净，加水500mL，煮至300mL，去渣过滤取汁，加入白糖即可。代茶频饮。功可清热凉血，解毒去湿。

3.用药指导　遵医嘱用药，勿自行购药外用及加减药量。

4.功能锻炼与康复　鼓励患者加强健身和文体活动，可进行八段锦、太极拳等养生操锻炼。

5.自我管理

（1）避免皮肤的各种外伤、感染，避免搔抓和各种不良刺激，防止瘢痕扩大或形成新的瘢痕。

（2）本病应坚持治疗才能取得明显效果，一般应连续用药

4～6个月。

（3）单纯手术切除往往使皮损扩大，故应咨询临床医生，慎重使用。

十、典型病例

（一）病案一

【关键词】摄领疮病；神经性皮炎；拔膏疗法

患者女性，52岁，主因"身反复起疹10余年，复发加重2个月"于2016年3月7日来我院皮肤科门诊就诊。

现症见：右小腿胫前下部见粟粒至绿豆大小不等扁平丘疹，呈浅褐色，融合成片状分布，面积约12cm×6cm。间有抓痕，成肥厚、增生、苔藓样变，高出正常皮肤。边界不明显。

【评估】

1. 现病史　患神经性皮炎10余年，反复发作，曾多次于门诊口服中药，外用激素类药物及中药黄连膏外涂等治疗。

2. 既往史　既往体健。

3. 实验室检查　未做检查。

4. 护理专科检查　患者右小腿胫前下部见粟粒至绿豆大小不等扁平丘疹，呈浅褐色，融合成片状分布。间有抓痕，成肥厚、增生、苔藓样变，高出正常皮肤。护理相关评估：瘙痒评分5分；面积约12cm×6cm。

【主要诊断】

中医诊断：摄领疮病　中医辨证：风湿蕴阻证

西医诊断：神经性皮炎

【护理问题】

1. 皮肤完整性受损　与右侧小腿皮损有关。

2. 瘙痒　与本病及皮损有关。

3. 知识缺乏　缺乏认知相关疾病知识。

【护理过程】

中医护理操作技术	药物及应用部位	作用及目的
拔膏疗法——摊贴法	右小腿皮损处	炎症吸收，软化角质

2016-3-7

首诊治疗应用我院传统制剂黑色拔膏棍，使用摊贴法治疗局部皮损。即将热熔后药物滴摊于胶布上，迅速贴敷于患处。摊涂厚度2枚5分硬币厚。嘱患者每周换药2次。

2016-4-4

患者治疗四周后皮损较前浸润减低，红斑颜色较前转淡，患者自诉瘙痒减轻，治疗有效，遵医嘱继续应用拔膏疗法治疗。

2016-5-4

患者治疗八周后皮损较前进一步好转，自诉瘙痒减轻，见患者皮损肥厚程度较前略有减轻，摊涂厚度仍为2枚5分硬币厚度。嘱患者每周换药2次。

2016-6-1

患者治疗12周后皮损较前进一步好转，自诉瘙痒减轻，瘙痒评分1分，已不影响睡眠。患者皮损肥厚程度减轻，摊涂厚度由2枚5分硬币厚减为1枚5分硬币厚。嘱患者仍每周换药2次。

2016-6-29

患者治疗16周后皮损较前进一步好转，自诉瘙痒减轻，瘙痒评分1分，已不影响睡眠。患者病情好转，未见明显浸润及肥厚，遵医嘱停用拔膏疗法，改用黄连膏外用局部皮损，继续治疗。

皮损变化见图 2-1。

【效果评价】

治疗期内瘙痒评分（NRS 数字评分法）及皮损面积（cm）：

	初诊治疗	4 周后复诊	8 周后复诊	12 周后复诊	16 周后复诊
瘙痒评分	5	4	3	1	1
皮损面积 （cm×cm）	12×6	12×6	10×5	8×4	6×3

拔膏棍摊涂厚度（以 5 分硬币厚度为例）：

初诊治疗	4 周后复诊	8 周后复诊	12 周后复诊	16 周后复诊
2 枚厚度	2 枚厚度	2 枚厚度	1 枚厚度	停用拔膏疗法

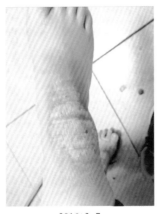
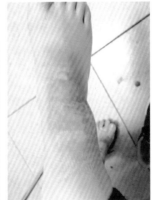

2016-3-7　　　　　　　　　2016-6-29

图 2-1　皮损变化

【按语】

西医学中，神经性皮炎又名慢性单纯性苔藓，是以阵发性剧痒和皮肤苔藓样变为特征的慢性炎症性皮肤病。本病的病因及发病机制尚不清楚，一般认为与大脑皮层兴奋和抑制功能失调有关。患者常有头晕、失眠、烦躁易怒、焦虑不安等神经衰弱的症状。内分泌紊乱、胃肠功能障碍、感染病灶、过度疲劳、精神紧张及搔抓、日晒、饮酒、机械物理性刺激等均可促发本病，使病情加重。在临床上应根据患者的皮损变化制定个性化的治疗方案及相应的皮肤护理措施。

皮损呈苔藓样变，阵发性剧痒是本病的特点。与中医学文献中记载的"牛皮癣""摄领疮"相类似。如《诸病源候论·摄领疮候》记载："摄领疮如癣之类，生于颈上，痒痛，衣领拂着即剧，云是衣领揩所作，故名摄领疮也。"又如《外科正宗·顽癣》中记载："牛皮癣如牛项之皮，顽硬且坚，抓之如朽木。"我院赵炳南先生称此病为"顽癣"。

患者主因右小腿胫前起皮疹十余年，复发加重 2 月余来门诊就诊。中医诊断为摄领疮病；辨证为风湿蕴阻证。患者因脾失健运，湿邪内蕴，郁久化火伤阴，水湿内停，致脾蕴湿热，复感风邪，蕴阻肌肤，至肌肤失养而发病。

治疗方面，因患者皮损肥厚，瘙痒明显，遵医嘱应用我院黑色拔膏棍于患者局部皮损行拔膏疗法治疗。根据患者皮损肥厚程度，初始时摊涂厚度较厚，为 2 个 5 分硬币厚度，治疗 12 周后，随患者皮损好转，肥厚程度减低，摊涂厚度减至 1 个 5 分硬币厚度，治疗至 16 周时，患者皮损好转，未见明显浸润及肥厚，遵医嘱停用拔膏疗法。

治疗方案分析：患者患病日久，瘙痒明显，影响生活及睡眠，多次求医，应用多种外用药，治疗效果不明显。现用我科传统制剂黑色拔膏棍予患者行拔膏疗法局部治疗，每周治疗 2 次。患者瘙痒程度缓解明显，皮损肥厚及浸润减轻，皮损面积逐步减小，治疗效果明显。并于治疗 16 周后因皮损好转，遵医嘱停止局部拔膏疗法治疗，改用外用药物巩固治疗。

拔膏疗法是赵炳南先生的独特疗法之一，本疗法是将拔膏温热后外贴皮损的一种治疗方法。拔膏是赵炳南先生在传统膏药的基础上结合皮外科临床特点逐步改进而成的，除具有一般膏药的功效外，还由于制成棍状，治疗时可根据皮损的大小和形状、临证塑形摊涂，并有热滴、蘸烙、摊贴等多种用法，因而使用灵活。另外拔膏熔化后还可根据需要加入其他药物，因而针对性更强，可使疗效大大增加。

（二）病案二

【关键词】寻常疣；拔膏疗法

患者男性，27 岁，主因"寻常疣 6 月余"于 2019 年 5 月来我院皮肤科门诊就诊。

【评估】

1. 现病史　左足足底前脚掌起皮疹，伴走路疼痛 6 个月。

2. 既往史　5 年前，曾经发作单个疣体，冷冻治疗后痊愈。

3. 实验室检查　未做检查。

4. 护理专科检查　左足足底前脚掌见黄豆至蚕豆大小不等疣状体，突出皮肤，表面粗糙不平，少数融合成片，散发于整个前脚掌。有压痛，按压疼痛评分 3 分。

【主要诊断】

中医诊断：疣目　中医辨证：阴虚血燥证

西医诊断：寻常疣

【护理问题】

1. 皮肤完整性受损　与左足足底前脚掌皮损有关。

2. 疼痛　与本病及皮损部位有关。

3. 知识缺乏　缺乏认知相关疾病知识。

【护理过程】

2019-5-9

患者首诊，诊断为"寻常疣"，遵医嘱应用黑色拔膏棍于皮损局部行拔膏疗法治疗，应用厚度为 2 个 5 分硬币厚度。嘱患者保持足部清洁，可穿软底鞋，每日洗脚时可将带药的白色胶布取下，洗脚擦干后，再将胶布及黏贴在胶布上的药物一同加热后贴于患处，不影响治疗效果，但在此过程中应防止烫伤。

中医护理操作技术	药物及应用部位	作用及目的
拔膏疗法——摊贴法	左足足底前脚掌皮损处	炎症吸收，软化角质

2019-6-6

患者应用 4 周后门诊复诊，见疣体表面略有剥脱，疣体减小，按压疼痛评分 2 分。遵医嘱继予拔膏疗法治疗，应用厚度为 2 个 5 分硬币厚度。

2019-7-4

患者应用 8 周后门诊复诊，见疣体大部分剥脱，疣体减小，按压疼痛评分 1 分。遵医嘱继予拔膏疗法治疗，应用厚度为 1 个 5 分硬币厚度。

2019-8-1

患者治疗 12 周后复诊，疣体完全脱落，足底表皮生长良好，未见新发皮损，患者足底按压疼痛评分 0 分。遵医嘱停用拔膏疗法治疗。

疣体变化见图 2-2。

【效果评价】

治疗期内疼痛评分（VAS 疼痛评分法）：

治疗时间	初诊治疗	4 周后复诊	8 周后复诊	12 周后复诊
疼痛评分	3	2	1	0

拔膏棍摊涂厚度（以 5 分硬币厚度为例）：

治疗时间	初诊治疗	4 周后复诊	8 周后复诊	12 周后复诊
摊涂厚度	2 枚厚度	2 枚厚度	1 枚厚度	停用拔膏疗法

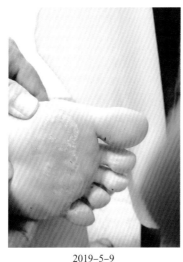 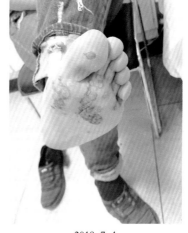

2019-5-9　　　　　　　　　　2019-7-4

图 2-2　疣体变化

【按语】

西医学认为，疣是由人类乳头瘤病毒感染引起的，传统的分类是根据疣的临床表现及部位，分为寻常疣、扁平疣、跖疣、生殖器疣等。疣可通过直接或间接接触传染，外伤及皮肤破损也是一个重要因素，如跖疣常好发于足部着力点，可能是由于外伤及摩擦所致。疣可发生于任何年龄，青壮年发病率为高。寻常疣皮损初起为针尖大的丘疹，渐渐扩大到豌豆大或更大，呈圆形或多角形，表面粗糙，角化明显，触之硬固，高出皮面，灰黄、污黄或污褐色，继续发育呈乳头样增殖。数目不等，初起多为单个，可长期不变，但亦有逐渐增多至数个到数十个，有时数个损害可融合成片，少数可发生同形反应。多发生于青少年，一般无自觉症状，偶有压痛。治疗以破坏疣体、调节局部皮肤生长、刺激局部或全身免疫反应为主要手段，包括全身和局部治疗。在局部治疗时应根据患者皮损肥厚程度，调整护理方案。

寻常疣是一种较常见的病毒性赘生物，与中医学文献中记载的"疣目""枯筋箭""千日疮""悔气疮""疣疮""瘊子"相类似。如《诸病源候论·疣目候》记载："疣目者，人手足边忽生如豆，或如结筋，或五个或十个相连肌里，粗强于肉，谓之疣目。"

患者主因"寻常疣6月余"于2019年5月来我院皮肤科门诊就诊。中医诊断为疣目；辨证为阴虚血燥证。患者因阴虚血燥，气血失和，腠理不密，复感外邪，凝聚肌肤而发病。患者左足底前脚掌可见豌豆大小乳头状角质增生性丘疹，表面干燥、粗糙、质硬、色灰褐，为阴虚血燥、肌肤失养之证。

治疗方面，遵医嘱应用我院传统制剂黑色拔膏棍行局部治疗，根据患者皮损肥厚程度，初始时摊涂厚度较厚，为2个5分硬币厚度，治疗8周后，随患者皮损好转，肥厚程度减低，摊涂厚度减至1个5分硬币厚度，治疗至12周时，患者疣体全部脱落，停用拔膏疗法。

治疗方案分析：患者左足部前掌受力处多发寻常疣，部分融合成片，有局部压痛，影响走路。于门诊就诊后，遵医嘱应用我科传统制剂黑色拔膏棍行拔膏疗法进行局部治疗，每周治疗2次，患者疼痛缓解明显，皮损肥厚减轻，面积逐渐减小，治疗效果显著。并于治疗12周后疣体全部脱落，皮损痊愈。

拔膏疗法治疗时通过加热的方法，使药棍热熔，并可有热滴、蘸烙、摊贴等多种用法，因而使用灵活。因热滴法、蘸烙法是拔膏棍热熔后直接作用于皮损处，对于肥厚皮损疗效较好，但不易掌握治疗温度，易因治疗时药棍温度过高引起烫伤，故现在临床应用不多。在临床实际工作中，应对患者皮损部位及肥厚程度、患者的耐受程度、心理预期进行评估。在皮损肥厚处可适当应用热滴法、蘸烙法进行局部治疗，灵活应用三种方法，可使疗效大大增加。但应注意避免烫伤，并与患者沟通，确认患者接受程度再进行治疗。

第二节　邮票贴敷法

一、概述

邮票贴敷法是用于治疗大疱、小疱及糜烂渗出性皮肤病的一种独特疗法。本法是根据皮损面积大小剪贴相应药物纱条，就像贴邮票一样而得名，故称之为邮票贴敷法。

二、渊源

邮票贴敷法是北京中医医院皮肤科经过多年临床护理实践探索，总结出的一种有效的创面换药方法。其操作简便，疗效肯定，可以控制创面的感染、促进表皮的愈合，有常规换药法不可取代的作用。

顾名思义，邮票贴敷法是将纱布浸透药液剪成与邮票大小相等的纱条贴敷于暴露的皮损面上，其操作方法如同往信封上贴邮票。本法使用的药物纱条与皮损贴敷紧密，黏着性强，可起到保护创面、加速上皮新生、促进表皮愈合的作用。

三、理论依据

邮票贴敷法以局部皮损表现为换药依据，局部有液体水疱时需使用注射器将疱液抽出，脓疱或血疱应去除疱皮及疱内容物。去除局部刺激物，可以缓解患者皮损处不适感、减轻局部疼痛。

本法中的"邮票"为虚指，指在清创后对创面进行评估，根据创面的位置、面积、深度、渗出情况，选择相应的敷料（通常为单层浸透药液的无菌纱布），按皮损大小，使用无菌剪刀进行裁剪，如皮损面积较大，可将敷料（通常为纱条）裁剪成邮票大小，再使用裁剪后的敷料，紧密地平铺于暴露的皮损上，以保护创面。

与传统的敷料覆盖方法相比，邮票大小的敷料因面积较小，贴敷后顺应性强，与创面贴合更加紧密，特别是当皮损位于胸胁、双乳下、颈肩等部位时，不会因贴合不紧密而出现敷料中间或边缘翘起的情况，患者活动时也不会因敷料翘起部分剐蹭衣物牵拉创面，可减少不良刺激，促进伤口愈合。同时，敷料贴合紧密则不易脱落，包扎范围和敷料厚度可相应减少，患者舒适度更强。

使用单层敷料对创面进行覆盖，不妨碍皮脂和汗液的分泌和蒸发，有利于局部散热，可促进炎症消散，加速上皮新生，促进表皮愈合。同时，单层纱条可视性强，可直观地观察皮损愈合情况，再次换药时可根据皮损愈合情况，采取最优处理方法，从而达到减少刺激、减轻疼痛的效果。

本法同样适用于愈合速度不同的大面积皮损及损伤深浅不同的创面。对于愈合速度不同的大面积皮损，可依据皮损愈合速度决定皮损是否需要贴敷、使用何种敷料贴敷，避免大块敷料贴敷后因敷料牵拉对未愈合皮损造成损伤，影响愈合速度。对于损伤深浅不同的创面，可依据损伤深度选取不同的敷料进行贴敷，以达到相应的护理目的。

四、适应证与禁忌证

（一）适应证

适应于水疱、脓疱、血疱的皮损，糜烂渗出明显的皮损和局部表皮剥蚀的皮损。如天疱疮、湿疹、带状疱疹、重症药疹等。

（二）禁忌证

有药物过敏的患者，禁用致敏药物。

五、操作规范

（一）评估

1.患者一般情况、既往史、过敏史，是否妊娠等。

2.病室环境、温度适宜。

3.患者对疼痛的耐受程度。

4.皮损情况。

（二）物品准备

无菌弯盘 2 个、镊子 2 把、无菌剪刀 1 把、棉球若干、敷料（纱布）若干、无菌隔离单，遵医嘱配置药液，必要时备屏风、支被架。

（三）操作方法

1. 核对医嘱，放置隔离单，摆放舒适体位，保护隐私。

2. 清创：用无菌盐水或药液浸湿的棉球将皮损处清洁干净。皮损处若有水疱可用无菌注射器将疱液抽出。若有脓疱或血疱则需用无菌剪刀沿疱壁底部剪开，将疱壁完全清除干净，暴露出基底部的创面，用棉球将脓液及血液清洁干净。

3. 裁剪及贴敷：用无菌剪刀将敷料剪成邮票大小后浸透药液，用镊子将单层纱条紧密地平贴于暴露的创面上。

4. 再次换药时，贴好的药物纱条如附着牢固，原则上不轻易取下，只需用棉球蘸取药液将纱条浸湿即可。如纱条下有脓液溢出、附着不牢固，同时伴有周围红晕者，说明皮损处有继发感染，应将纱条浸湿后轻轻揭下，更换新的药物纱条。

5. 药物纱条干燥后边缘翘起，可用无菌剪将边缘部分剪掉。随皮损逐步干燥缩小，创面愈合，纱条自然脱落。

6. 为避免清洁创面时药液污染衣物及床单位，可在隔离单下垫防水中单。

7. 操作过程中询问患者有无不适。

8. 评估患者疼痛强度，观察皮肤情况，协助患者着衣，取舒适体位。

9. 整理用物，处理医疗垃圾。

10. 记录操作时间、皮损情况、疼痛强度，操作者签字。

六、注意事项

1. 换药次数可根据病变的情况而定，一般每日 1 次，病情严重者可每日 2 次。

2. 操作前注意调节室温，室温以 25 ～ 28℃为宜，操作中注意保暖。

3. 在贴敷操作中，注意严格执行无菌操作技术，所有物品一人一套，防止交叉感染。

4. 严格遵守操作规程，创面要清洁干净，勿损伤新生肉芽组织，动作轻柔，纱条要浸透才能揭掉，以减轻患者痛苦。

5. 皮损面积过大者，可用支被架防护，并按时协助患者翻身，勿使局部长期受压。

6. 如果创面愈合不良，应进行创面细菌培养和药敏试验，根据其结果选用敏感药物配成水纱条贴敷。

七、健康教育

1. 在操作过程中，可能因为清创引起疼痛，护士换药动作应轻柔。患者如对疼痛不能耐受可告知护士，稍事休息后再分批换药。

2. 敷料贴敷于皮损表面，可能会引起局部牵拉、异物感等不适，切勿自行将纱条用手撕掉，以免破坏新生上皮组织。

3. 应穿纯棉类服装，可适当暴露换药部位，防止因摩擦引起局部不适。

八、应用邮票贴敷法常见疾病健康处方

(一)蛇串疮（带状疱疹）

1. 生活起居

（1）保持床单位清洁，宜穿宽松、棉质衣物，以避免摩擦刺激。

（2）皮损处应遵医嘱用药，切忌以手挤压及用热水烫洗。

（3）为缓解疼痛，可通过聊天、冥想、听广播或轻音乐等方法转移注意力。

（4）保证充足睡眠，避免过度疲劳，避免风、湿、热邪侵入。

2. 饮食调护

（1）饮食应有节制。少食油炸、甜腻、辛辣刺激的食物，如浓茶、咖啡、麻辣烫等；忌食腥发之品，如韭菜、鱼、虾、蟹等。

（2）肝经郁热证患者，宜食清肝胆之火的食品。如西瓜、冬瓜、黄瓜、橙子、苦瓜、绿豆等新鲜果蔬。

（3）脾虚湿蕴证患者，宜食健脾利湿的食品。如山药、扁豆、大枣、红薯、薏米等。

（4）气滞血瘀证患者，宜食行气、活血化瘀的食品。如白萝卜、柑橘、木耳、油菜、黑豆等，忌食甜食及易胀气食品。

（5）建议选用蒸、煮、炖等方法烹制食物，避免烟熏、炙烤、油炸等。

3. 用药指导

（1）遵医嘱用药，病情变化时，及时专科就诊。

（2）使用外用药时，混悬剂（如炉甘石洗剂）应充分摇匀

药液后，轻柔、均匀涂抹于创面。

（3）每日首次涂药前，先用无菌生理盐水棉球清洁创面，去除前一天积存的药物及污物再涂药，以利于药物的吸收。

（4）皮疹发于头皮、腋下、外阴等毛发部位时，应先剪去局部毛发再使用外用药。

（5）眼部带状疱疹患者，为缓解局部不适感，及时用无菌棉签清除睑缘的分泌物，并遵医嘱按时按量使用眼药水及眼药膏，白天每 2 ~ 3 小时滴眼药水 1 次，晚上涂眼药膏后纱布覆盖。注意观察眼部病情变化及视力变化，防止眼睑粘连及溃疡性角膜炎的发生。

4. 功能锻炼与康复　鼓励患者加强健身，可根据年龄及病情，选择适宜的锻炼方式，如慢跑、散步，或进行八段锦及太极拳等养生操锻炼。

5. 自我管理

（1）养成良好的饮食习惯，适度饮水，忌烟酒。

（2）树立战胜疾病的信心，避免精神过度紧张和焦虑，保持良好乐观的心态。

（3）加强健身和文体活动，以增强机体抗病能力。

（4）疱疹局部结痂后，忌强行过早剥脱痂皮，以免破溃感染加重病情。

（5）因疱液中含有病毒，疱疹完全干涸前勿密切接触婴幼儿及免疫力低下人群。

（6）定时复诊，规范治疗，可减少带状疱疹后遗神经痛等并发症。

（二）天疱疮（天疱疮）

1. 生活起居

（1）保持居室整洁、空气清新，定时开窗通风，限制探视人数及次数。

（2）保持床单位清洁，选用柔软、纯棉制品，减少摩擦刺激。

（3）保持皮肤清洁，注意口腔及外阴清洁，预防继发感染和并发症。

（4）卧床患者应定时更换体位，防止压力性损伤。

2. 饮食调护

（1）饮食应有节制，忌食辛辣刺激及不易消化的食物。

（2）建议选用蒸、煮、炖等方法烹制食物，避免烟熏、炙烤、油炸等。

（3）皮损广泛者应予高蛋白、高热量、低盐饮食，补充多种维生素。注意水、电解质平衡。

（4）口腔黏膜损害者，应进温、凉的软食或流食，避免刺激创面，必要时可服用营养补充剂。

（5）为避免因疼痛引起进食受限，口腔黏膜大面积损害者，进食前可遵医嘱使用利多卡因溶液含漱；口唇皲裂的患者可适当使用甘草油或润唇膏外涂。

（6）毒热炽盛证或心火脾湿证患者，应进食清心解毒的食物。如莲子汤、绿豆水、萝卜汤及各种新鲜蔬菜汤等。

（7）脾虚湿蕴证患者，应进食健脾益气除湿的食物。如薏苡仁粥、山药粥、芡实粥、茯苓饼及藕粉等。

（8）气阴两伤证患者，应进食养血扶正的食物。如山药粥、当归补血汤、桂圆肉、黄芪粥等。

3. 用药指导

（1）遵医嘱用药，勿购买无批号、来源不明确的药物自行治疗。

（2）定期门诊复诊，复查相关指标，遵医嘱调整用药。

（3）服用激素患者，切勿因出现不良反应或病情变化而自行加减药量，应及时专科就诊，以防病情反复。

4. 功能锻炼与康复　鼓励患者在病情缓解期，加强健身和文体活动，可进行散步或太极拳、八段锦等养生操锻炼。

5. 自我管理

（1）养成良好生活习惯，注意口腔、外阴清洁，保持皮肤清洁干燥，避免对皮肤的搔抓及各种不良刺激。

（2）长期服用激素患者，应警惕因骨质疏松而发生骨折，注意起居安全，防止坠床和跌倒，必要时遵医嘱补充钙剂。

（3）长期服用激素患者，应注意自我防护，流感季节应避免到人群聚集场所或与有感染迹象的患者接触。

（4）定期门诊复诊，注意观察大便颜色及性状，监测血压、血糖及观察是否有四肢水肿等症状出现。

九、典型病例

（一）病案一

【关键词】播散性带状疱疹；皮肤感染；邮票贴敷法；生理盐水纱条

患者女性，51岁，主因"右侧面颈部疼痛10天，起红斑水疱7天"，于2018年4月8日收入院。

【评估】

1. 现病史　患者10天前无明显诱因出现咽部、右耳及肩颈部疼痛，伴耳鸣，无听力下降，无颜面部疼痛，自服头孢克肟后症状未见缓解。7 天前患者于疼痛部位起红斑水疱，就诊于区医院，诊断为"带状疱疹"，予静点单磷酸阿糖腺苷 0.4g Qd 抗病毒、肌注甲钴胺营养神经、局部拔罐放血治疗后耳鸣消失，随即出现低热，体温 37.5℃，疱液浑浊，并融合成脓湖。于 3 天前就诊于市级医院，诊断为"带状疱疹"，予得宝松注射液 1mg+ 维生素 B_{12} 1mL 局部注射、口服普瑞巴林 75mg Bid 止痛、伐昔洛韦 300mg Bid 抗病毒、头孢克洛 0.25g Bid 抗感染，外用氧氟沙星滴耳液滴耳，体温降至正常，疼痛较前减轻，但仍有新发水疱。近 2 日患者躯干及四肢新发红色丘疹，病情控制不佳，为求进一步诊治由门诊以"播散性带状疱疹"于 2018 年 4 月 8 日收治入院。

入院症见：右侧颈面大片红斑，上见脓湖，局部麻木伴轻度疼痛，躯干、四肢散在红色丘疹、小脓疱，右眼磨砂感，无视力下降，偶有头晕，无头痛，无耳鸣及听力下降，无发热恶寒及咳嗽咳痰，无心慌胸闷气短，无反酸烧心及腹痛、腹胀、口干，无口苦，纳眠尚可，二便调。舌红，苔白，脉弦。

2. 既往史　既往高血压病史 1 年余，现血压控制尚可；窦性心动过速病史 2 年，现心率控制在 80 ~ 90 次 / 分。2015 年因乳腺纤维腺瘤行右乳微创手术，术中未输血。1 岁时得淋巴结核，已治愈。

3. 实验室检查　中性粒细胞百分比 73.9%，白蛋白 33.9g/L，总蛋白 64.4g/L。

4. 护理专科检查　T 36℃；P 82 次 / 分；R 20 次 / 分；BP 120/90mmHg。

右侧面颈、后发际内、耳周及耳道内可见片状分布簇集成群的粟粒至绿豆大小水疱、脓疱，疱壁紧张，疱液浑浊，部分脓疱融合成脓湖，基底大片炎性水肿性红斑，上覆少许药痂；右耳牵拉痛及乳突压痛均为（－）。躯干、四肢散见粟米至绿豆大小脓疱，周围绕以红晕。额纹、鼻唇沟对称，伸舌居中无偏斜，视力、听力及嗅觉未见异常。入院护理相关评估：疼痛评分 10 分；患者跌倒危险因子评分 60 分；生活能力量表评分 100 分；压疮评分 23 分。

【主要诊断】

中医诊断：蛇串疮　中医辨证：肝经郁热证

西医诊断：播散性带状疱疹

【护理问题】

1. 皮肤完整性受损　与头面、颈部水疱、脓疱、脓湖有关。

2. 疼痛　与本病神经损伤及皮损面积广泛有关。

3. 有继发感染的风险　与本病及皮损有关。

4. 睡眠形态紊乱　与疼痛有关。

5. 焦虑抑郁　与自我形象紊乱有关。

6. 知识缺乏　缺乏认知相关疾病知识。

7. 营养失调（低于机体需要量）　与入量不足有关。

【护理过程】

中医护理操作技术	药物及应用部位	作用及目的
疱病清创术	皮损局部	去除脓液，清洁创面
邮票贴敷法	皮损局部	局部覆盖，保护创面
穴位贴敷	神阙穴	疏通经络，安神止痛
中频治疗	曲池、内关、足三里、三阴交	疏通经络，安神止痛
拔罐、走罐治疗	背部膀胱经	疏通经络，安神止痛

2018-4-8

遵医嘱于右侧面颈部、耳周、耳郭行疱病清创术，以清除脓液，清洁创面。患者发疹始于头面部位毛发处，现残留少量药痂，不利于创面清洁，皮疹不易干燥结痂，剪去局部毛发，完全暴露皮损。评估见局部脓疱较多、水疱较大，难以自行吸收。在清洁皮损后，使用无菌剪刀将疱壁剪去，完全暴露创面；无菌棉球蘸取生理盐水彻底清洁创面。清创后应用生理盐水纱条行邮票贴敷术，以保护创面，促进愈合（图2-3）。

患者皮损面积广泛，疼痛剧烈难忍，坐卧不宁。清创前充分评估患者整体状态及皮损情况，预估操作所需时间及患者配合程度，与患者充分沟通，协助患者取舒适体位，在清创时动作轻柔，应使用无菌剪刀剪去疱壁，勿使用镊子拖拽，以免引起牵拉痛，同时注意随时评估患者状态，协助患者变换体位，并注意保暖。

清创后予中频治疗，取穴曲池、内关、足三里、三阴交；每周三次背部膀胱经走罐；穴位贴敷神阙穴以疏通经络，安神止痛。患者起病急剧，疼痛难忍、坐卧不宁，心情急躁、焦虑，与家属及患者及时沟通，通过解释护理操作的方法、目的及所需时间，告知贴敷后皮损护理的正确方法，取得患者的配合。如换药过程中患者疼痛明显或难以坚持完成全部清创，可暂缓治疗，分次进行，避免患者出现抵触情绪，延误治疗。患者首次疼痛评分10分，当日清创后疼痛评分6分，患者疼痛缓解明显，可以配合治疗。

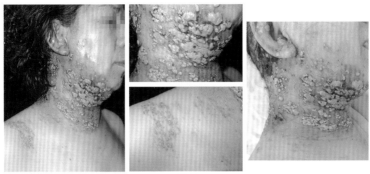

清创前

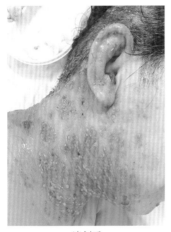

清创后

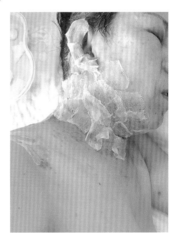

贴敷后

图2-3　疮面变化（2018-4-8）

2018-4-10

　　患者右侧面颈、后发际内、耳周及耳道内可见大片炎性水肿性红斑，上覆片状纱条；后发际内可见数个针尖大小水疱，疱壁紧张，疱液澄清。右耳牵拉痛及乳突压痛均为（—）。躯干、四肢散见粟米至绿豆大小脓疱，周围绕以红晕。额纹、鼻唇沟对称，伸舌居中无偏斜，视力、听力及嗅觉未见异常。舌红，苔白，脉弦。纳可，眠安，二便调。疼痛评分6分。

右侧颈面及后发际内脓疱、水疱，经 2 次疱病清创治疗后已全部清除，可见散在大片红色糜烂面，部分干涸结痂。后发际线内可见数个新发针尖大小水疱，躯干、四肢偶见红色丘疹、小脓疱。局部治疗有效，遵医嘱继予疱病清创术及邮票贴敷法促进皮损干涸结痂（图 2-4）。干燥皮损外用达维邦凝胶抗感染治疗。

遵医嘱继予更昔洛韦 0.25g 静滴 Qd 抗水痘 - 带状疱疹病毒治疗，肌注弥可保注射液 0.5mg Qd 营养神经，口服普瑞巴林止痛；配合中频、走罐、穴位贴敷以疏通经络气血，安神止痛；基础病治疗予氯沙坦钾片 12.5mg Qd 降压，酒石酸美托洛尔 25mg Qd 控制心室率。

患者右眼仍有不适感，遵眼科会诊医嘱，予鱼腥草滴眼液，每日 3 次点眼。

患者白蛋白 33.9g/L，总蛋白 64.4g/L，嘱其切勿过分忌口，均衡饮食，可适食蛋白、牛奶、精瘦肉等优质蛋白。

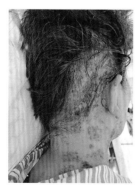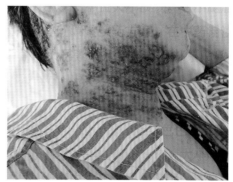

图 2-4 疮面变化（2018-4-10）

2018-4-13

患者神志清楚，对答切题，疼痛略有减轻，纳眠尚可，大便干燥，小便调。右侧面颈、后发际内、耳周及耳道内可见炎性红斑。糜烂面及浅表溃疡面已基本愈合结痂。右侧面颈及后发际内 80% 皮损面积已结痂，局部治疗有效（图 2-5）。遵医嘱继予局部邮票贴敷法促进皮损愈合，达维邦凝胶外用预防感染。舌红，苔白，脉弦。纳可，眠安，二便调。疼痛评分 5 分。

患者右眼不适感好转，继予鱼腥草滴眼液，每日 3 次点眼。并鼓励患者多做眨眼运动，防止粘连。每日注意观察眼部病情变化及视力变化，防止眼睑粘连及溃疡性角膜炎的发生。

余治疗同前。

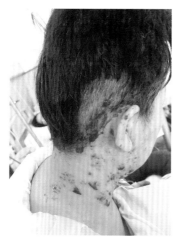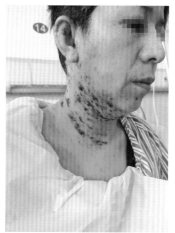

图 2-5　疮面变化（2018-4-13）

2018-4-18

患者右耳郭轻度红肿，右侧面颈及发际内散在痂皮，少量淡红斑，大部分痂皮脱落，留色素沉着斑（图 2-6）。患者于 2018 年 4 月 19 日经治疗好转出院。出院疼痛评分 4 分。

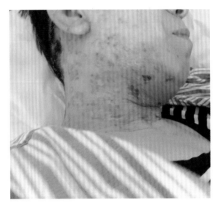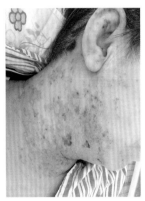

图 2-6　疮面变化（2018-4-18）

【效果评价】

	入院	出院
疼痛评分	10	4
右侧面颈部皮疹	右侧面颈、耳周及耳道内可见片状分布簇集成群的粟粒至绿豆大小水疱、脓疱，疱壁紧张，疱液浑浊，部分脓疱融合成脓湖，基底大片炎性水肿性红斑，上覆少许药痂	右耳郭轻度红肿，右侧面颈及发际内散在痂皮，少量淡红斑，大部分痂皮脱落，留色素沉着斑
躯干、四肢皮疹	躯干、四肢散见粟米至绿豆大小水疱，周围绕以红晕	躯干、四肢皮疹消退

【按语】

西医学认为，带状疱疹是由水痘－带状疱疹病毒感染引起，皮损以单侧带状沿神经分布的簇集成群水疱为特点。本病虽有自限性，但如处理不当，亦会出现继发感染。本病治疗原则为休息、止痛、缩短病程、防止继发感染和减少后遗神经痛的发生。针对本病局部皮损的护理目标是缓解皮损处不适感，减轻疼痛，促进皮损干燥结痂，预防继发感染。

患者主因"右侧面颈部疼痛10天，起红斑水疱7天"入院。中医诊断为蛇串疮；辨证为肝经郁热证。病因是患者嗜食甘甜，平素性情急躁，肝郁气滞，复感毒邪，致肝经郁热，木郁克脾，脾失健运，湿浊内停，湿热搏结，发于肌肤，而成本病。肝经蕴热循经外发故见患者右侧面颈部红斑水疱。热盛则皮色红，基底炎性红斑明显；热邪内盛，气机滞郁，不通则痛；湿热盛，局部水疱较多。

治疗方面，遵医嘱予右侧面颈部、耳周、耳郭行疱病清创术、邮票贴敷法治疗局部皮损。清创后予中频治疗，取曲池、内关、足三里、三阴交穴；每周3次背部膀胱经走罐及穴位贴敷治疗以疏通经络，安神止痛。

治疗方案分析：患者中老年女性，平素急躁易怒、喜食肥甘厚味，素体湿热，外感毒邪，皮疹循肝经走行外发于皮肤，为肝经郁热之象，通过一系列中医综合治疗后，效果明显。尤其应用疱病清创术及邮票贴敷疗法对局部皮损进行干预后，既有效减少了局部病毒数量，又缓解了局部水疱的胀痛不适感，在促进皮损干涸结痂、防止继发感染、加速皮损愈合等方面均起到了重要的作用。患者入院10天后好转出院，归家后继续口服中药，1个月后复诊无明显神经痛，疗效肯定。

（二）病案二

【关键词】系统性红斑狼疮；皮肤溃疡；邮票贴敷法；疱病清创术；烫伤I号油纱条

患者男性，40岁，主因"身起红斑脱屑12年，伴渗出5个月，加重1个月"，于2018年8月6日收入院。

【评估】

1. 现病史 患者12年前无明显诱因出现身起红斑伴脱屑，未予重视，未明确诊断，间断于当地私人诊所口服及外用药物治疗（具体不详），皮疹可缓解。8年前就诊于某省第二医院，考虑"寻常型银屑病"，予输液、口服及外用药物治疗（具体不详，疑含激素及维A酸类药物），皮疹消退。其后长期间断于当地某私人诊所口服中药汤药治疗，皮疹时轻时重，无明显季节规律。2017年患者因股骨头坏死行手术治疗，术中曾输血，术后周身皮疹完全消退。其后5个月皮疹再次复发，继续口服中药控制病情。2018年3月停服中药后皮疹有所加重，伴有少量渗出，未予系统诊治。1个月前无明显诱因皮疹渗出增多，当地私人诊所予地塞米松、曲咪新乳膏、红霉素软膏混合外用治疗，渗出略减少，但可见多数破溃面，疼痛明显。后于当地医院住院，予静点头孢类药物，外用银离子敷料治疗，皮疹改善不明显。8月5日患者出现发热，体温39℃，皮疹未见加重，现为求进一步诊治于2018年8月6日以"寻常型银屑病"收入我科。

入院症见：头面、躯干、四肢泛发红斑、丘疹，少许脱屑，伴糜烂及渗出，无瘙痒，部分皮疹干裂疼痛，无恶寒发热，无恶心呕吐，无心慌胸闷，纳可，眠安，二便调。

2. 既往史 2017年4月因"股骨头坏死"于某省第三医院行"股骨头置换术"，术中输血800mL，术后创口愈合不良，目前左髋部可见一处直径约1.5cm圆形浅溃疡。近半年偶有一过性晕厥，记忆力减退，外院行头颅CT、MRI及脑电图检查，考虑"可疑癫痫"，未系统治疗。

3. 实验室检查 谷氨酰转肽酶71.6U/L，白蛋白24.3g/L，球蛋白 47.5g/L，总胆固醇 1.02mmol/L，尿素 2.50mmol/L，肌酐 43.6μmol/L，白细胞 3.93×10^9/L，红细胞计数 4.22×10^{12}/L，中性粒细胞 61.2%，血红蛋白浓度 122g/L，C– 反应蛋白 11.03mg/L。

4. 护理专科检查　T 37℃；P 120 次 / 分；R 18 次 / 分；BP 130/70mmHg。

头皮、躯干、四肢伸侧多数甲盖至掌心大小红色轻度浸润性斑疹、斑片，上覆少许白色干燥脱屑，皮疹剥除鳞屑未见明显薄膜现象及点状出血；部分皮损融合成大片；背部、四肢多数甲盖至钱币大小鲜红色糜烂面，其上较多淡黄色渗液，部分有出血；双手指伸侧、肘尖、双下肢可见黑色厚痂，无明显束状发，趾指甲浑浊增厚，周身可见多数色素减退斑。颈背部皮疹可见增生的鲜红色肉芽组织，其上数个黄豆大小溃疡，少许白色分泌物。左髋部可见一处直径约 1.5cm 圆形浅溃疡，表面较清洁，右髋部可见 3cm×4cm 暗红斑，压之不褪色，其中有 3 处相邻的 1cm×0.2cm、0.5cm×0.1cm、0.1cm×0.1cm 表皮破溃，未见明显分泌物。双下肢散在绿豆大小紫红色斑疹，压之不褪色。躯干、双下肢可见多个大小不一溃疡。见图 2–7。入院护理相关评估：疼痛评分 4 分；患者跌倒危险因子评分 35 分；生活能力量表评分 40 分；压疮评分 14 分。

【主要诊断】

中医诊断：白疕病　中医辨证：血热证

西医诊断：1. 寻常型银屑病

2. 皮肤感染

3. 压疮

4. 股骨头缺血性坏死

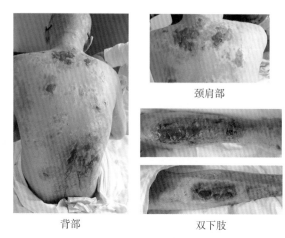

颈肩部

背部　　　　　　　　双下肢

图2-7　皮损变化

【护理问题】

1. 皮肤完整性受损　与背部、四肢多数甲盖至钱币大小鲜红色糜烂面，颈背部、左髋部、右髋部、双下肢破溃有关。

2. 疼痛　与组织炎症及创伤有关。

3. 活动无耐力　与身体虚弱有关。

4. 焦虑　与预感到自己健康受到威胁有关。

5. 知识缺乏　缺乏认知相关疾病知识。

6. 营养不足　与机体代谢增高及摄入不足有关。

【护理过程】

2018-8-6

患者入院当日背部、四肢可见多数甲盖至钱币大小鲜红色糜烂面，其上较多淡黄色渗液，部分有出血。颈背部皮疹可见增生的鲜红色肉芽组织，其上数个黄豆大小溃疡，少许白色分泌物。左髋部、右髋部及四肢可见破溃面。遵医嘱行以下外治治疗：

1. 全身浸浴　应用1∶8000高锰酸钾液行全身浸浴治疗，

以清洁皮肤，收敛杀菌。

2. 中药溻渍　中药皮肤康洗液行中药溻渍，每次 40 分钟，20 分钟时更换一次，以清热解毒，凉血消斑。

3. 中药涂药　甘草油外用痂皮及皮损干裂处，复方化毒膏外用厚痂处以解毒润肤，去除痂皮，清洁创面。硅霜外用周身皮肤以润肤止痒，并于涂药后轻轻按揉，促进药物吸收。

4. 疱病清创术　全身糜烂、渗出、溃疡处用生理盐水行局部清创治疗，以清除分泌物，清洁创面。清洁后外用氯氧油收敛抗炎。

中医护理操作技术	药物及应用部位	作用及目的
疱病清创术	生理盐水、氯氧油	清洁创面，预防感染
中药涂药	甘草油外用痂皮及皮损干裂处	解毒润肤，清洁创面
中药涂药	复方化毒散膏外用厚痂处	清热解毒，去除痂皮
浸浴疗法	高锰酸钾液全身浸浴	消毒杀菌
中药塌渍	皮肤康洗液，用于躯干四肢	清热解毒，凉血消斑

患者入院当晚高热，体温最高可达 38.9℃，予患者补液治疗，完善血培养等相关检查。

2018-8-7

患者自诉皮损处疼痛明显，停用氯氧油外用，于疱病清创术后改用我院烫伤 I 号油纱条行邮票贴敷治疗。

中医护理操作技术	药物及应用部位	作用及目的
邮票贴敷法	烫伤 I 号油纱条贴敷糜烂、增生、溃疡处	解毒润肤，敛疮生肌

2018-8-9

局麻下行皮肤活检术，外缝合 2 针。

给予白蛋白静脉输入，补充白蛋白，治疗低蛋白血症，促进皮损愈合。

2018-8-10

躯干、四肢见多数甲盖至钱币大小鲜红色糜烂面，其上较多淡黄色渗液及出血；双手指伸侧、肘尖、前胸、背部、双下肢可见黑色厚痂；颈背部创面较前变小，渗出减少；左髋部溃疡面减小，表面干燥清洁；右髋部可见 3cm×4cm 暗红斑；双下肢可见破溃。见图 2-8。

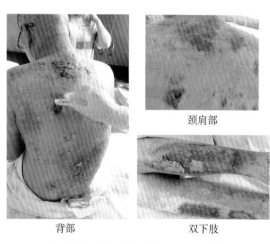

颈肩部

背部　　　　　　　　双下肢

图 2-8　皮损变化（2018-8-10）

生化检查：谷氨酰转肽酶 71.6U/L，白蛋白 24.3g/L，球蛋白 47.5g/L，总胆固醇 1.02mmol/L，尿素 2.50mmol/L，肌酐 43.6μmol/L。

血常规：白细胞 $5.98×10^9$/L，红细胞计数 $3.34×10^{12}$/L，中性粒细胞 81.6%，嗜酸性粒细胞百分比 0%，血红蛋白浓度 96g/L，血小板总数 $79×10^9$/L，C- 反应蛋白 11.03mg/L。

抗核抗体系列：ANA 均质型（抗核抗体）1:1000，抗

dsDNA 抗体 273.12IU/mL，抗 nRNP 抗体 +++[114]，抗 Sm 抗体 +++[104]，抗 SS–A 抗体 +++[113]，抗核小体抗体 +[24]，抗 Ro52 抗体 +++[129]。

分泌物培养：可见金黄色葡萄球菌。

治疗：予以静脉输入甲强龙每日 40mg，口服硫酸羟氯喹每日 0.2g，抗炎及控制病情。静脉输入注射用免疫球蛋白每日 20g，调节自身免疫。停用白蛋白静脉输入。

【更正诊断】

中医诊断：红蝴蝶疮病　中医辨证：气阴两伤证

西医诊断：1. 系统性红斑狼疮

2. 皮肤感染

3. 低蛋白血症

4. 贫血

5. 血小板减少

6. 压疮

7. 心律失常——窦性心动过速

8. 股骨头缺血性坏死

2018–8–13

停甲强龙输液治疗，改为口服醋酸泼尼松片每日 50mg。停用注射用人免疫球蛋白静脉输入。余治疗同前。

2018–8–16

患者头皮、躯干、四肢可见多数甲盖至钱币大小鲜红色糜烂面，其上较多淡黄色渗液、出血及血痂；颈背部肉芽组织较前减少，较多淡黄色分泌物；双下肢破溃面积减小。

血常规：嗜酸性粒细胞百分比 0.1%，红细胞 3.82×10^{12}/L，血红蛋白浓度 111g/L。

肝功系列：谷丙转氨酶 70.8U/L，谷氨酰转肽酶 216.2U//L，白蛋白 27g/L，球蛋白 49.5g/L。

肾功系列：肌酐 37μmol/L，尿酸 190μmol/L。

普通细菌培养（分泌物）：可见表皮葡萄球菌。

2018-8-19

患者前胸、双上肢皮肤糜烂面干燥结痂，背部、双下肢皮疹渗出明显减少，皮肤疼痛明显缓解，仍诉时有头痛，纳可，眠差，二便调。皮损情况：双上肢、前胸糜烂面干燥结痂，逐渐愈合；背部、双下肢糜烂面面积减小，渗出及出血减少。见图 2-9。

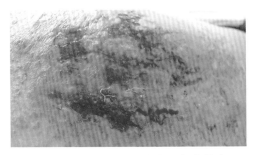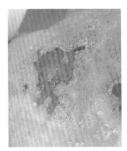

图 2-9 背部皮损变化（2018-8-19）

遵肝病科会诊意见，予以保肝治疗。

口服醋酸泼尼松片，减量至每天 40mg。

2018-8-23

患者近 2 日出现发热，夜间可升至 40℃，神清，精神可，伴头痛，无寒战。纳可，眠差，二便调。皮损表现：躯干、四肢新发多数红斑，糜烂面无加重。

遵营养科意见，予肠内营养支持。

2018-8-28

患者周身红斑颜色较前变淡，部分消退，脱屑减少，糜烂面基本愈合结痂。无恶寒、发热。皮损表现：头皮、躯干、四肢多数甲盖至掌心大小红色轻度浸润性斑疹、斑片，上覆少许鳞屑。躯干、四肢糜烂面基本干燥结痂，面积减小，未见渗出及出血。周身可见多数色素减退斑。见图2-10。

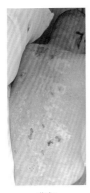 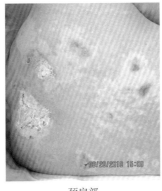 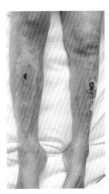

背部　　　　　　颈肩部　　　　　双下肢

图2-10　皮损变化

血常规：白细胞7.14×10^9/L，中性粒细胞80.2%，嗜酸性粒细胞百分比0%，红细胞3.59×10^{12}/L，血红蛋白浓度105g/L，血小板总数101×10^9/L。

肝功系列：谷丙转氨酶73.4U/L，谷氨酰转肽酶271.3U//L，白蛋白29.3g/L，球蛋白43.5g/L。

肾功系列：肌酐31.3μmol/L，尿酸147.2μmol/L。

2018-08-29

患者病情稳定，于2018年8月29日经治疗好转出院。出院护理评估：疼痛评分2分；患者跌倒危险因子评分35分；生活能力量表评分60分；压疮评分23。

护理过程见图2-11，体温变化及皮损面积变化见图2-12，皮损情况变化见图2-13。

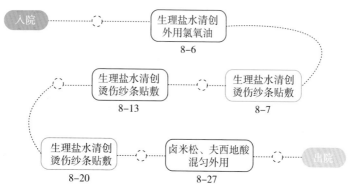

图 2-11 护理过程

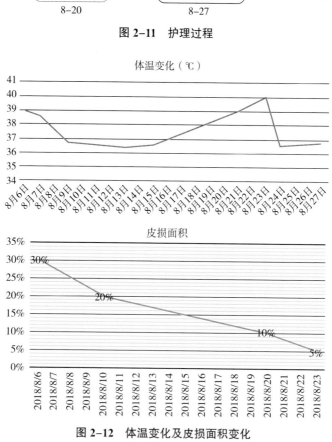

图 2-12 体温变化及皮损面积变化

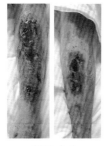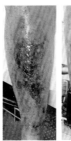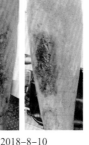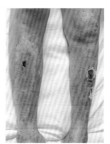

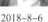

| 2018-8-6 | 2018-8-10 | 2018-8-28 |

图 2-13　皮损变化

【效果评价】

	入院	出院
疼痛评分	4	2
颈背部溃疡	可见增生的鲜红色肉芽组织，其上数个黄豆大小溃疡，少许白色分泌物	颈部溃疡面已愈合
压疮	左髋部可见约 1.5cm 圆形浅溃疡，表面较清洁，右髋部可见 3cm×4cm 暗红斑，压之不褪色，其中有 3 处相邻表皮破溃	压疮已痊愈
躯干、四肢	见多数甲盖至钱币大小鲜红色糜烂面，其上较多淡黄色渗液，部分有出血	糜烂面基本干燥结痂，面积减小，未见渗出及出血

【按语】

西医学认为，红斑狼疮是一种常见于 15 ~ 40 岁女性，临床上有多种表现，可累及全身任何脏器的自身免疫性疾病。本病可能是遗传、病毒感染、某些环境和激素等因素的相互作用使自身组织细胞结构发生改变，或免疫活性细胞发生突变，从而失去自身耐受性，造成的机体免疫调节失常的结果。其中系统性红斑狼疮常有内脏多系统累及并有皮肤损害。在临床上应根据患者的情况制定个性化的治疗方案，常应用糖皮质激素、免疫抑制剂、免疫调节剂等进行治疗。此类患者的皮肤表现呈多形性，应根据患者皮损的具体情况，制定相应的皮肤护理措施。

中医古籍中对此病没有明确的记载，在《诸病源候论》中有"蚝瘘"的记载，类似于寻常狼疮。

此患者主因"身起红斑脱屑12年，伴渗出5个月，加重1个月"入院。中医诊断为白疕病，辨证为血热证。入院后更正诊断为红蝴蝶疮病（系统性红斑狼疮），辨证为气阴两伤证。病因为外感毒邪，热毒蕴肤，面部起红斑、丘疹，皮肤被大量分泌物黏腻垢着。

病机是患者先天禀赋不足，致使阴阳气血失衡，运行不畅，又因长期饮酒，湿热内生，煎灼气血，热毒入里，燔灼营血，瘀阻经络，伤及脏腑，正不胜邪，毒邪犯脏而发病，故见周身多数红斑，散在色素减退斑；热毒痹阻经络，则见皮肤疼痛。湿热盛故见皮疹糜烂、渗出。病程日久，气阴损耗。舌淡红，苔薄白，脉细数均为气阴两伤兼有余毒内蕴之象。综观舌、脉、症，本病病性属虚实夹杂。

治疗方面，遵医嘱应用高锰酸钾液行全身浸浴治疗，以清洁皮肤，收敛杀菌。药浴结束后行中药皮肤康洗液中药湿渍，以清热解毒，凉血消斑。湿渍完毕后用生理盐水清洁糜烂、溃疡处，以清除分泌物、清洁创面。创面外用氯氧油以收敛抗炎。患者自觉外用氯氧油后皮损疼痛加剧，遵医嘱改用烫伤Ⅰ号油纱条贴敷糜烂、增生、溃疡处以解毒润肤，敛疮生肌。厚痂处外用复方化毒膏以清热解毒，去除痂皮。外用硅霜润肤止痒，并于涂药后轻轻按揉，促进药物吸收。

治疗方案分析：患者患病日久，多次各处求医，用药史复杂。之前未明确诊断，住院后经一系列检查，根据患者临床表现，更正诊断为"系统性红斑狼疮"，此病属免疫系统疾病范畴，可累及多个器官，并有皮肤损害。入院后患者肝脏、血液系统受累明显，有贫血及低蛋白血症等营养失调情况。经中西医结合治疗后，效果尚好，患者好转出院。在治疗期间，患者皮肤有渗出、糜烂、溃疡、压疮等多种皮损表现。根据中医"同病异治、异病同治"治疗理念，应用我院院内制剂烫伤Ⅰ号纱条于清创后行邮票贴敷法进行皮损护理，较快减轻了患者的痛苦，患者皮损愈合，病情好转出院。

烫伤Ⅰ号纱条为我院院内制剂，主要成分为甘草、香油。甘草能调和诸药，缓急止痛，清热解毒，健脾益气；甘草的有效成分能够有机地溶解到香油里，甘草与香油合用，既能培补正气，又能燥湿，解毒，敛疮生肌。适用于比较表浅的伤口。此患者皮损有渗出液、糜烂、浅表的溃疡，使用烫伤Ⅰ号纱条贴敷帮助敛疮生肌，促进皮损愈合。

第三节　溻渍法

一、概述

《玉篇·水部》曰："溻，湿也。"渍，即浸，泡。溻渍法，是中医外治法之一。用热水或冷水浸湿毛巾，敷于患处称溻，把四肢或患处长时间浸于水中为渍，用药液溻敷或浸渍以治疗疾病的方法称作溻渍法，疗效极佳，本法具有疏通腠理、调节气血、平衡阴阳的作用。

二、渊源

渐法是将蘸取药液的纱布或棉絮敷于患处，渍法是将患处浸泡于药液之中。渐渍疗法是将中药煎后过滤成水溶液，浸透敷料（多为 6 ~ 8 层纱布垫）紧密贴合于患处，达到清热解毒、除湿止痒、收敛消炎、抑制渗出作用的一种外治法，是渐法和渍法的结合应用。

渐法首见于宋代《妇人大全良方》：以水七升，煮取一半，去滓，以绵帛内汤中，以渐疮处，良久即易，日二度。每渐汤可行十里许即裹干，捻取甘湿散薄敷疮上、使遍，可经半日，又以汤渐，渐讫如前敷药。元代《御药院方》记载：治诸肿痛不消，或筋脉拘挛，不能屈伸……每用半两，水一升煎十沸，去滓热渐，冷则再暖。

关于渍法的应用，在《伤寒论》中曾提到"热甚者，时狂时昏，口噤切牙……（药）不可下"，可先用水渍法，待狂乱稍定再行服药治疗。据《药治通义》记载，唐代《图经本草》中就应用了本法，"……水肿从脚起。赤小豆煮烂汁。渍膝以下……"宋代《圣济总录》中记载："……宣导外邪，乃可以汗，内经所谓其有邪者，渍形以为汗是也……"《严氏济生方》中也记载："盐多用，煎汤于槽中，暖渍之。"明代《赤水玄珠》中曾记载可用五枝汤行渍法治疗"腠理经密，不能得汗"的高热患者，同时提到温病发热应辨证施治，"有用和解法者，有用补法者，有用寒凉者，有用渍法者，各推其所因而施治之。毋执热之一途，而概用寒凉法也"。

针对小儿病患，明代《幼科发挥》中记载使用渍法配合通圣散内服治疗小儿丹瘤。明代《广嗣纪要》中也提到，可用渍法配合治疗脾胃虚肿，"教以每日午时前后，天气和暖，烧温水，于避风处洗儿。洗毕，床上被覆睡一时，令有微汗甚佳……调理半月而平复如常"。明确了此法的操作流程、时间、温度、疗程。

溻渍法首见于元代《外科精义》："夫溻渍疮肿之法，宣通行表、发散邪气，使疮内消也。盖汤水有荡涤之功。古人有论：疮肿初生，经一二日不退，即须用汤水淋射之；其在四肢者溻渍之，其在腰腹背者淋射之，其在下部委曲者浴渍之。此谓疏导腠理，通调血脉，使无凝滞也。且如药二两，用水二升为则，煎取一升半，以净帛或新绵蘸药水，稍热溻其患处，渐渐喜溻淋浴之，稍凉则急令再换，慎勿冷用。夫血气得寒则凝涩，得热则淖泽，日用五七次，病甚者日夜不住，或十数次，肿消痛止为验也。治疮肿神良之法也。"

明代《简明医彀》记载："凡疮肿诸毒，无出气血凝滞而然，所谓热则行，冷则凝。又云：热则流通，寒则凝结。必使热气攻之，使腠理疏通，经络融畅，诚至理也。古人有此方焉，其法以药浓煎成汁。如疮在四肢，则溻渍之；在腰腹者，则淋洗之；下部者，则荡浴之。仍以净布蘸汁多淋患处，冷则再热。日用十余次，夜亦不息，乃效。"

明代《医方考》记载有水渍法："叠青布数重，新水渍之，稍捩去水，搭于患人胸上，须臾蒸热，又以别浸冷布易之，频换新水；热稍退，可进阳毒药。"就其操作方法也可归为溻渍法范畴。

清代《验方新编》记载："治痈疽诸疮初肿将溃之时，日洗数次，以疮内热痒为度……水煎汤，软棉溻洗。"《医宗金鉴》中则提到"软帛叠七、八重，蘸汤勿令大干，复于疮上，两手轻按片时,帛温再换,如此再按四、五次"。两书详细记载了本法的敷料的层数、具体操作手法及应用频次。

溻渍疗法结合了外敷、淋洗、浸泡等疗法的优势,使药液与患部紧密贴合,促进药效发挥而达到治疗目的,可广泛应用于皮肤科、妇产科、内科、外科、儿科等多个科室的多种相关疾病,如静脉炎、会阴水肿、腰椎间盘突出、脑卒中后瘫痪、糖尿病足溃疡、肠麻痹等。

国家中医药管理局医政司颁布的 2015 版《护理人员中医技术使用手册》中所述的中药湿热敷技术,是将中药煎汤或其他溶媒浸泡,根据治疗需要选择常温或加热,将中药浸泡的敷料敷于患处,通过疏通气机、调节气血、平衡阴阳,达到疏通腠理、清热解毒、消肿止痛的一种操作方法。依照其操作方法可将此法归属于传统技术中的溻渍法。

2016 版《中医护理学基础》将中药溻渍法等同于湿敷法概念,应用中药煎汤或其他溶媒浸泡敷料后,根据治疗需要选择常温或加热,将敷料敷于患处,以达到疏通腠理、清热解毒、消肿止痛等目的。

三、理论依据

在溻渍法操作过程中,可按药液温度分为冷溻渍和热溻渍;按是否包扎分为开放性溻渍和封闭性溻渍;按操作持续时间分为间歇性溻渍和持续性溻渍。

(一)溻渍法的操作原理

本法是运用敷料浸透药液外敷于患处,可以提供封闭的湿润环境,进而提高接触面湿度,使体表角质层的水合程度增加,有利于促进药物透皮吸收。

1.覆盖的湿润敷料可以软化皮损表面痂皮及浆痂，促进其脱落，有一定的清洁作用。紧密贴合的敷料可在隔绝外界刺激的同时，对局部分泌物起到吸附及引流的作用，减少其对局部的刺激，促进创面愈合。

2.根据蘸取药液的温度不同，热溻时可以助行药力、促进局部循环达到疏通腠理、通筋活络的作用；冷溻时可以促使末梢血管、淋巴管的收缩，达到抑制渗出、止痒、止痛的作用。

（二）溻渍法的温度

在溻渍法操作过程中，可按药液温度分为冷溻渍和热溻渍，《外科精义》记载："夫疮肿之生于外者，内热毒之气蕴结于内也，盖肿于外，有生头者，有漫肿者，有皮厚者，有皮薄者，有毒气深者，有毒气浅者，有宜用温药贴者，有宜用凉药贴者，有可以干换其药者，有可以湿换其药者，深浅不同，用药有忌，是以不可不辨也。"

1.冷溻法　冷却作用可收缩末梢血管，促使局部充血减轻，渗出减少；传导及放散局部炎症的蓄热，抑制末梢神经冲动，减轻局部不适感，从而发挥消炎、止痒、镇定和抑制渗出等作用。

2.热溻法　可温热局部，改善血液循环，具有保护、清洁、消炎、镇痛、促进药物渗透、促进炎症吸收等作用。

2016版《中医护理学基础》中针对中药溻渍法认为应温度适宜，一般38～43℃。敷药前要辨证，寒证热敷，但老人、儿童药液温度不超过50℃，避免烫伤；热证凉敷，温度低于体温，以患者可耐受为宜；频次以每日2～3次为宜。刘红霞主编《皮肤病中医外治学》认为，冷敷时温度一般为10℃，热敷时温度为40℃左右，每日频次以1~2次为宜。邓丙戌主编《中医皮肤病外治学》则认为，冷敷时以皮肤有"冷"感为宜，约为10℃，热敷时以皮肤有"热"感为宜，为40~50℃，每日频次以3~4次为宜。

（三）溻渍包裹方式

在溻渍法操作过程中，可按是否包扎分为开放性溻渍和闭锁性溻渍。

1. 开放性溻渍　患处局部行溻渍治疗后，不在敷料垫上使用油纸或医用塑料薄膜覆盖。适用于红、肿、热、痛、痒及明显渗出等局部有阳证的皮损。

2. 封闭性溻渍　患处局部行溻渍治疗后，在敷料垫上盖以油纸或医用塑料薄膜，然后用绷带包扎，可以快速增加局部温度、湿度，有利于慢性、肥厚性皮损对药物的吸收；同时在由热变冷的缓慢散热过程中，可以帮助改善末梢血管的舒缩异常，恢复正常舒缩作用，有助于炎症的减轻和消散。适用于局部紫暗、气滞血瘀、肥厚角化等局部有阴证的皮损，可用于慢性肥厚角化性皮损，如慢性湿疹、单纯性苔藓等。

（四）溻渍法的应用时间

在溻渍法操作过程中，按操作持续时间分为间歇性和持续性溻渍。

1. 间歇性溻渍　溻渍20分钟后，使用敷料重新蘸取药液覆盖于皮损处，共持续40分钟，每日1~2次。溻渍后可遵医嘱涂膏剂或油剂保湿。

2. **持续性湿渍** 敷料浸透或干燥时立即更换，日夜不停地进行湿渍至症状缓解，适用于皮损渗出明显的急性炎症过程。

四、适应证与禁忌证

(一) 适应证

1. **热湿法** 适用于软组织损伤、骨折愈合后肢体功能障碍，肩、颈、腰腿痛，膝关节痛，类风湿关节炎，强直性脊柱炎等。

2. **冷湿法** 适用于皮肤潮红、肿胀、糜烂、渗出等急性皮肤炎性过程，可用于治疗急性湿疹、过敏性皮炎、接触性皮炎、丹毒、脓疱病等。

(二) 禁忌证

1. 疮疡脓肿迅速扩散者，因脓液易向深部及周围组织迅速蔓散，为避免不当挤压，不宜使用此法。

2. 为保护皮肤完整性，表皮剥脱松解患者，如大疱性皮肤病，应慎用此法。

五、操作规范

(一) 评估

1. 患者一般情况、既往史、过敏史，是否妊娠等。
2. 病室环境、温度适宜。
3. 患者对冷、热的耐受程度。
4. 皮损情况。

(二) 物品准备

敷料盆、盆内放入遵医嘱配置好的药液、敷料垫数块（大小视皮损面积而定）、绷带、塑料布或一次性隔离单、干毛巾、大镊子2把或无菌手套、无菌棉球、无菌棉签、水温计，必要时备屏风。

（三）操作方法（以开放性、间歇性、冷湿法为例）

1. 核对医嘱，摆放舒适体位，保护隐私。

2. 清洁：用棉签蘸取甘草油清洁患处皮肤的附着物、痂皮、渗液等。

3. 外敷：测试药液温度为25℃（接近室温），将敷料垫（6～8层的纱布垫）浸入药液中，以双钳夹起或戴无菌手套将其挤干（以不滴水为度）后，将敷料垫紧贴在患部（中间不能有空隙），大小与皮损处相吻合。

4. 固定：用绷带将四肢、颜面部位的敷料垫绑紧。

5. 更换：隔15～20分钟更换一次，持续时间为40分钟，每日1～2次。

6. 操作过程中询问患者有无不适。

7. 观察皮肤情况，协助患者着衣，取舒适体位。

8. 操作完毕，开窗通风，注意保暖，避免对流风。

9. 整理用物，处理医疗垃圾。

10. 记录操作时间、皮损情况，操作者签字。

六、注意事项

1. 操作前注意调节室温，室温以25～28℃为宜；操作中注意保暖。

2. 颜面部操作时，应在相当于眼、鼻、口的部位将敷料垫剪孔，露出口鼻，以免影响呼吸；耳部操作时，外耳道可酌情塞棉球，以防溶液流入耳道。

3. 操作时敷料垫与患处皮肤之间应紧密接触，特别是头面、腋窝、阴囊处。

4. 皮损面积较大时，每次操作面积不要超过身体面积的1/3，如超过此面积时，可分批进行。

5. 由于婴儿、老年人对冷热的耐受力差，反应迟钝，描述不准确，因此在治疗过程中要加强巡视，注意观察局部皮肤变化。

6. 中药药液有可能引起个别患者的不良反应，如炎症加重、渗液增多或过敏反应，应注意观察，及时报告医生，协助对症处理。

7. 在操作过程中，严格执行无菌操作技术，所有物品一人一用一消毒，用后敷料垫清洁、晾干、高压灭菌，防止交叉感染。

七、健康教育

1. 避免皮损局部刺激，如使用肥皂、热水洗烫、剧烈搔抓等。

2. 保持皮肤清洁，防止继发感染。

3. 实施冷湿渍法时，应注意控制治疗时间，避免因时间过长导致外感风寒的发生。

八、应用渍渍法常见疾病健康处方

（一）药毒病（药疹）

1. 生活起居

（1）保持床单位清洁，选用柔软、纯棉制品，减少摩擦。

（2）保护皮肤，勤修剪指甲，防止搔抓及强力刺激；禁用热水烫洗，避免外伤及滥用药物。

（3）保证充足睡眠，避免过度疲劳，避免风、湿、热邪侵入。

2. 饮食调护

（1）鼓励患者多饮水，每日饮水量 2500～3000mL，促进致敏物质排泄。

（2）宜食清淡而富有营养的易消化食物，多食蔬菜、水果。忌食辛辣腥发刺激性食物，如牛肉、羊肉、海鲜、香菜、韭菜等食物，禁饮浓茶、酒类等。

（3）建议选用蒸、煮、炖等方法烹制食物，避免烟熏、炙烤、油炸等食物的摄入。

3. 用药指导

（1）遵医嘱用药，勿自行购药外用及内服。

（2）对已知过敏药物，应记录于门诊病历本，每次就诊须主动告知医生。

4. 功能锻炼与康复

（1）按时门诊复查，如有病情变化，随时就诊。

（2）加强健身和文体活动，可进行八段锦、太极拳等养生操锻炼。

5. 自我管理

（1）杜绝滥用药物，用药前应详细告知医生过敏史，对有药物过敏史者，应避免再次应用此类药物及化学结构相似的药物。

（2）注意用药后的观察，发现药疹前驱症状，如发热、瘙痒、轻度红斑、胸闷、气喘、全身不适等，应及时停药，避免发生严重反应。

（二）日晒疮（日光性皮炎）

1. 生活起居

（1）科学防晒，适时涂抹防晒霜。可使用物理防晒的方法，如外出时打伞、穿防晒服等，应避免于阳光暴晒时外出。

（2）选用柔软、纯棉衣物，减少皮损处摩擦。

（3）保护皮肤，勤修剪指甲，防止搔抓及强力刺激；禁用热水烫洗及滥用药物。

（4）保证充足睡眠，避免过度疲劳，避免风、湿、热邪侵入。

2. 饮食调护

（1）饮食应有节制，少烟、酒及辛辣刺激食物。

（2）宜食含维生素 A 的食物及新鲜蔬菜和水果，以维持皮肤的正常功能。少食或不食可诱发季节性皮炎的光感性物质，如油菜、菠菜、莴苣、无花果等。

（3）瘙痒者禁食辛辣腥发动风的食品，如牛羊肉、鹿肉、狗肉、海鲜、辣椒、花椒等。

（4）患者日常需注意可能引起病情发作或加重的食物，对可疑食物避免食用。

（5）建议选用蒸、煮、炖等方法烹制食物，避免烟熏、炙烤、油炸等。

3. 用药指导

（1）遵医嘱用药，勿自行购药外用及加减药量。

（2）应用外用激素类药膏治疗时，应遵从医生指导，勿大剂量长期使用。

4. 功能锻炼与康复 鼓励患者加强健身和文体活动，可进行八段锦、太极拳等养生操锻炼，应在室内进行锻炼。

5. 自我管理 应科学防晒，避免防晒误区。

（1）误区一：只有炎热的高温下，紫外线才强烈。

其实紫外线不会发热。爬山时，愈往上，山风愈凉，紫外线却愈强。每往上 1000 米，紫外线增强 10%。在海边，海风让你感觉凉爽，紫外线却极强。

（2）误区二：阴天时紫外线不会伤害皮肤。

真实情况是，云层对紫外线几乎起不到任何隔离作用，90% 的紫外线都能穿透云层。

（3）误区三：防晒产品的防晒系数越高，越对皮肤有利。

真实情况是，防晒系数越高的产品，意味着添加了越多的防晒剂，对肌肤的刺激也就越大。平常上班，选 SPF 15、PA+ 的产品即可。户外运动，宜选 SPF 25 ~ 35、PA++ 的产品。如果是到海边游泳，则选 SPF 35 ~ 50、PA+++ 即可。

（4）误区四：涂上防晒品即产生防晒保护效果。

事实上，防晒品中的有效成分必须渗透至角质表层才能发挥保护效果。因此必须在出门前 30 分钟擦拭完毕，出门前再补充一次。

（5）误区五：只要出门前涂了防晒霜，一天安全无忧。

事实上，防晒产品涂抹数小时后，由于汗水稀释等原因，防晒效果会逐渐减弱。所以应及时洗去并重新涂抹。

（6）误区六：皮肤已经晒黑，再涂防晒霜也无济于事。

真实情况是，皮肤晒后呈棕黄色，皮肤进入自我保护状态。皮肤的增厚和黑色素的产生是皮肤自我保护的表现。但黑色素只能部分吸收 UVB，却无吸收 UVA 的功能。所以，在户外太阳与皮肤间的隔离屏障是必不可少的。

（三）漆疮（接触性皮炎）

1. 生活起居

（1）及早使用清水充分清洗，去除残留的染发剂，更换污染的衣物，必要时应剪发。洗发时应采用仰卧位由他人协助单独洗头，避免因洗发时的水及洗发液流到身体其他部位引起过敏。

（2）选用柔软、纯棉衣物，减少皮损处摩擦。应选择颜色较浅的内衣，减少致敏因素。

（3）枕巾应选择浅色、纯棉质地，及时更换。

（4）保护皮肤，勤修剪指甲，防止搔抓及强力刺激；禁用热水烫洗及滥用药物。

（5）保证充足睡眠，避免过度疲劳，避免风、湿、热邪侵入。

2. 饮食调护

（1）饮食应有节制，忌烟酒及辛辣刺激食物。

（2）多饮水，每日饮水量 2500 ~ 3000mL，促进致敏物质排泄。

（3）瘙痒者禁食辛辣腥发动风的食品，如牛羊肉、鹿肉、狗肉、海鲜、辣椒、花椒等。

（4）建议选用蒸、煮、炖等方法烹制食物，避免烟熏、炙烤、油炸等。

（5）可适当食用清热解毒之食物，如苦瓜、黄瓜、西瓜、芹菜、豆芽及绿豆汤等。

3. 用药指导

（1）遵医嘱用药，勿自行购药外用及加减药量。

（2）头皮处皮损应避免使用炉甘石洗剂及氧化锌糊剂，以免与头发黏结，不易去除。

4. 功能锻炼与康复 鼓励患者加强健身和文体活动，可进行八段锦、太极拳等养生操锻炼。

5. 自我管理

（1）洗发时应采取仰卧位，避免沾湿皮肤。

（2）既往有染发皮炎病史者切忌再染发。

（3）平时有过敏史者染发应慎重，染发前应做染发剂过敏试验。必要时应行斑贴实验以明确过敏原。

九、典型病例

（一）病案一

【关键词】 药毒病；中药溻渍法

患者男性，39岁，主因"双手足皮疹两周，泛发全身10天"，于2019年2月12日收入院。

【评估】

1. 现病史 患者两周前进食虾、牛肉后双手足起红斑、水疱，逐渐加重，伴有瘙痒，遂至北京某医院就诊，诊断为"癣菌疹"，予口服复方甘草酸苷片、头孢呋辛酯、奥洛他定、特比萘芬片，外用康复新液等治疗。10天前，手足皮疹逐渐干涸，躯干、头面、四肢出现泛发红斑、脱屑，5天前患者再至该医院及某中医院就诊，予静点激素制剂治疗（具体不详）后，皮疹未见明显好转，为求进一步诊治于2019年2月12日由门诊以"药疹"收治入院。

入院症见：手足皮疹、肿胀，面部、躯干、四肢淡红斑片，脱屑较多，伴瘙痒。略口干，食纳可，夜眠安，二便调。

2. 既往史　20年前患丹毒，已痊愈。否认其他慢性病史。

3. 实验室检查　未见明显异常。

4. 护理专科检查　T 36.8℃；P 112次／分；R 18次／分；
BP 136/92mmHg。

双手足大片水肿性红斑，手足肿胀，大片干燥壳状脱屑；
面部、躯干、四肢大片淡红斑片，较多干燥脱屑；腔口部位未
见明显皮损。舌胖，色淡红，苔薄白，脉弦，双足可闻及腐臭
味。入院护理相关评估：疼痛评分2分；患者跌倒危险因子评
分75分；生活能力量表评分55分；压疮评分23分。

【主要诊断】

中医诊断：药毒病　中医辨证：湿热毒蕴证

西医诊断：药物性皮炎

【护理问题】

1. 皮肤完整性受损　与双手足肿胀脱屑有关。

2. 疼痛　与本病及皮损有关。

3. 自理能力缺陷　与双手足肿胀有关。

4. 知识缺乏　缺乏认知相关疾病知识。

【护理过程】

中医护理操作技术	药物及应用部位	作用及目的
中药溻渍法	清热消肿洗剂，皮损局部	清洁创面，收敛消肿
中医化腐清创术	甘草油＋祛湿散，皮损局部	清洁创面，化腐生新
涂药法	维生素E乳膏，周身皮损	润肤止痒

2019-2-12

患者双手足大片水肿性红斑，手足肿胀，大片干燥壳状
脱屑；面部、躯干、四肢大片淡红斑片，较多干燥脱屑（图

2-14）；腔口部位未见明显皮损。舌淡红，胖大，苔薄白，脉弦，双足可闻及腐臭味。遵医嘱于双手足行中药溻渍法及中医化腐清创术以清热解毒，收敛消肿，清洁创面，化腐生新。

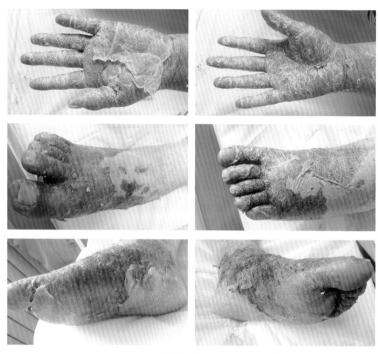

图 2-14 皮损变化（2019-2-12）

患者手足部皮损较重，周身皮损较轻，黏膜未累及，但双手足肿胀脱屑明显，影响患者自理能力，评估患者年龄及既往状态后，在加强生活护理的同时，向患者解释说明其暂时存在自理能力缺陷，需护理人员扶助，患者可理解并接受。患者双足可闻及腐臭味，考虑有继发感染的可能，操作前应留取分泌物培养，中药溻渍使用一次性敷料。

2019-2-14

患者手足肿胀减轻，轻微瘙痒，无压痛，局部皮损可见干裂、血痂，足部皮损可见渗出，面部、躯干淡红斑片较前消退，脱屑较前减少（图2-15）。纳眠可，二便调。疼痛评分1分；患者跌倒危险因子评分60分；生活能力量表评分85分。

患者双手足仍肿胀，痂皮脱屑较前减少，局部皮损可见干裂、血痂，继予中药溻渍法以清热解毒，收敛消肿。普通细菌培养（分泌物）：金黄色葡萄球菌阳性。遵医嘱予敏感抗生素夫西地酸软膏外涂。同时，周身皮损外用硅霜润肤止痒，局部外用甘草油润肤促进皮损愈合。

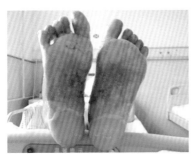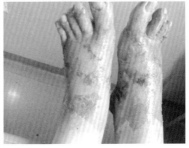

图2-15　皮损变化（2019-2-14）

2019-2-23

患者皮损颜色减淡，皮损变薄，未见明显渗出及肿胀，周身皮疹以淡褐色色素沉着为主（图2-16）。纳可、眠安、二便调。疼痛评分0分；患者跌倒危险因子评分45分；生活能力量表评分100分。继予患者周身皮损外用硅霜、局部外用甘草油润肤止痒。

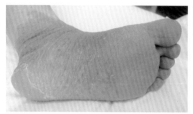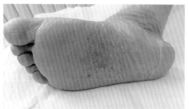

图 2-16　皮损变化（2019-2-23）

2019-2-27

患者面部、躯干、四肢无明显皮疹，散见浅褐色色素沉着（图 2-17）。经治疗皮损痊愈，于 2019 年 2 月 27 日出院。

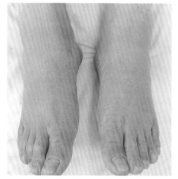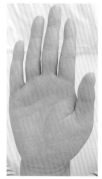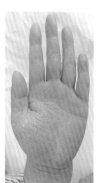

图 2-17　皮损变化（2019-2-27）

【效果评价】

	入院	出院
疼痛评分	2	0
双手足	双手足大片水肿性红斑，手足肿胀，大片干燥壳状脱屑	无明显肿胀脱屑
面部、躯干、四肢	面部、躯干、四肢大片淡红斑片，较多干燥脱屑	面部、躯干、四肢无明显皮疹，散见浅褐色色素沉着

【按语】

西医学认为，药物性皮炎皮损症状多样，分布广泛，若治疗失当，护理不周，易引起继发感染，致病情加重，甚或危及生命。针对本病应根据皮疹疹型给予针对性护理，以促进皮损消退，预防继发感染。

患者发病前有用药史，身起红斑、水疱，病属中医药毒病范围。患者嗜食肥甘厚味，湿热内蕴，复感毒邪，发于肌肤而成本病。毒热之邪蕴结气分，致皮肤红斑；热灼津液，血燥生风，则见层层脱屑；湿热蕴于肌肤，故见潮红水肿。

治疗方面，遵医嘱予中药溻渍法及中医化腐清创术以清热解毒，收敛消肿，清洁创面，化腐生新。

治疗方案分析：患者中年男性，喜食肥甘厚味，素体湿热，外感毒邪，为肝经郁热之象，通过中药溻渍法、中医化腐清创术，可清热解毒，化腐生新，收敛消肿，清除无生机痂皮、脱屑，缓解局部肿胀不适感，控制局部感染，促进皮损愈合，患者入院14天后痊愈出院，疗效肯定。

（二）病案二

【关键词】湿疹；染发性皮炎；中药溻渍法

患者女性，32岁，主因"双手反复起红斑丘疹伴瘙痒11年，加重泛发至面颈部7天"，于2018年5月16日收入院。

【评估】

1. 现病史　患者11年前右手掌指关节处皮肤不慎划伤，局部出现红色丘疹伴瘙痒，轻度渗出，未系统诊治，后皮损面积逐渐增大，发展至左手，遂于10年前就诊于当地皮肤病医院，诊断为"湿疹"，予外用激素类药膏（具体用药不详）治疗后皮疹好转。此后患者皮疹反复发作，冬重夏轻，间断多次就诊于当地诊所，曾口服、外用自制药物治疗，皮疹控制尚可，但停药后均易反复。2年前患者产后皮疹再次加重，泛发至双手背、肿胀、渗出明显，就诊于某地区医院，诊断为"湿疹"，予口服激素治疗，期间配合外用卤米松乳膏、0.1%他克莫司软膏，皮疹逐渐好转。2个月前患者皮疹再次复发加重，颜面部出现红斑，就诊于我科门诊，诊断同前，予中药汤剂口服，用药后颜面部皮疹消退，双手皮疹略有好转。1周前患者染发后双耳出现水肿性红斑、丘疹伴瘙痒、渗出，逐渐发展至颜面部，遂再次就诊于我科门诊，诊断为"接触性皮炎"，予清热除湿汤口服，马齿苋外敷，患者瘙痒略减轻，为求进一步系统诊治，于2018年5月16日由门诊以"湿疹"收入院。

入院症见：面颈部、双手起红斑丘疹水疱，伴脱屑、瘙痒，咽干，无咽痛，双耳堵闷感，无发热恶寒，无头晕头痛，无心慌胸闷气短，无腹痛腹泻，纳可，夜寐差，大便调，日一次，小便黄。

2. 既往史　体健。

3. 实验室检查　未见明显异常。

4. 护理专科检查　T 36.2 ℃；P 82 次/分；R 18 次/分；BP 135/82mmHg。

面颈部、双耳、双手背见甲盖至掌心大小红色、暗红色斑片，双耳及双手背皮损融合成大片，边界不清，上见粟粒大小红色丘疹、丘疱疹、脓疱，渗出倾向，上覆少量鳞屑和大量黄色浆痂。双手皮肤角化，可见线状皲裂。颜面、双眼睑水肿明显。整体皮损大致呈对称分布。入院护理相关评估：瘙痒评分9分；患者跌倒危险因子评分20分；生活能力量表评分100

分；压疮评分 23 分。

【主要诊断】

中医诊断：湿疮病　　中医辨证：湿热浸淫证

西医诊断：接触性皮炎

【护理问题】

1. 皮肤完整性受损　与面颈部、双手肿胀、渗出有关。

2. 自我形象紊乱　与面颈部、双手肿胀、渗出有关。

3. 睡眠形态紊乱　与本病瘙痒及皮损肿胀有关。

4. 知识缺乏　缺乏认知相关疾病知识。

【护理过程】

中医护理操作技术	药物及应用部位	作用及目的
中药溻渍法	清热消肿洗剂，皮损局部	清热解毒，收敛消肿
中药涂药法	甘草油＋祛湿散，皮损局部	清热解毒，收湿敛疮
涂药法	维生素 E 乳膏，周身皮损	润肤止痒
中频治疗	曲池、内关、足三里、三阴交	疏通经络，安眠止痒
拔罐治疗	背部膀胱经	疏通经络，安神止痒

2018-5-16

患者面颈部、双耳、双手背见甲盖至掌心大小红色、暗红色斑片，双耳及双手背皮损融合成大片，边界不清，上见粟粒大小红色丘疹、丘疱疹、脓疱，渗出倾向，上覆少量鳞屑和大量黄色浆痂。双手皮肤角化，可见线状皲裂。颜面、双眼睑水肿明显。整体皮损大致呈对称分布（图 2-18）。遵医嘱予双上肢及颜面部行中药溻渍法及涂药法以清热解毒，收敛消肿。

患者皮损双上肢、颜面部较重，需向患者说明本病与染发相关，讲述本病病程，嘱患者避免再次接触过敏物质，多饮水。

告知口服阿特拉、多塞平抗组胺治疗及静脉输入葡萄糖注射液500mL+维生素C注射液5mL每日一次，以改善血管通透性，解除患者顾虑，患者可理解并接受。患者诉双耳堵闷感明显，请五官科协助会诊。患者皮疹渗出明显，考虑有继发感染的可能，操作前留取分泌物做培养，中药湿渍使用一次性敷料。操作后予中频治疗（取穴曲池、内关、足三里、三阴交），以疏通经络，安眠止痒。每周三次背部膀胱经走罐以疏通经络，安神止痒。

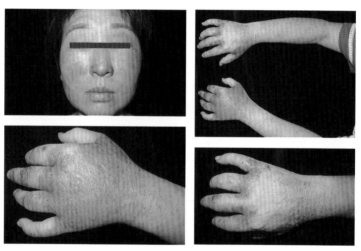

图 2-18　皮损变化（2018-5-16）

2018-5-20

患者面颈部、双手水肿、红斑消退明显，无新发皮疹，渗出减少，纳可，眠好转，大便略干，1～2日一行，小便黄。瘙痒评分4分；患者跌倒危险因子评分20分。

患者已于五官科清理耳部痂皮并滴药，现已无局部不适。面颈部、双手水肿、红斑消退明显，无新发皮疹，继予中药湿渍法，清热解毒，收敛消肿。普通细菌培养（分泌物）：金黄色葡萄球菌阳性。遵医嘱予敏感抗生素环丙沙星凝胶外涂。同时，双手皮损外用硅霜润肤止痒，面部外用甘草油调和祛湿散以清热解毒，收敛拔干，促进皮损消退。

2018-5-23

患者面颈部、双耳、双手背见淡红斑片，无水肿，双手皮肤轻度角化，少许脱屑（图 2-19）。红斑、水肿基本消退，瘙痒明显减轻，纳可，眠安，二便调。瘙痒评分 2 分；患者跌倒危险因子评分 20 分。于 2018 年 5 月 24 日痊愈出院。

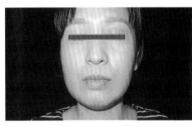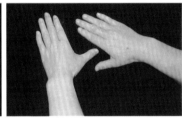

图 2-19　皮损变化（2018-5-23）

【效果评价】

	入院	出院
瘙痒评分	9	2
双手	双手背见甲盖至掌心大小红色、暗红色斑片，边界不清。上见粟粒大小红色丘疹、丘疱疹、脓疱，渗出倾向，上覆少量鳞屑和大量黄色浆痂	双手背见淡红色斑片，无水肿
面部	颜面、双眼睑水肿明显	面颈部见淡红斑片，无水肿

【按语】

西医学认为，湿疹的主要临床特点为剧烈的自觉瘙痒，皮损呈现多形性，且分布对称，具有渗出倾向，病程慢，容易反复发作。中医中药在治疗湿疹上疗效显著，安全性高，已成为临床上常用的治疗手段。本病的局部皮损护理，应根据皮疹疹型的特点采取针对性的措施，以减轻瘙痒，促进皮损消退，预防继发感染。

患者青年女性，缓慢起病，病程长。因平素劳累，致体内湿热内蕴，又禀赋不耐，湿热搏结，外发于肌肤，而成本病。湿热盛则身起红斑；热盛血壅则皮疹色红；湿盛则皮损渗出；湿热之毒蕴肤，则皮疹瘙痒；热扰神明，则眠差。

治疗方面，遵医嘱予中药溻渍法及中药涂药法以清热解毒，收敛消肿；中频治疗取曲池、内关、足三里、三阴交穴；每周三次背部膀胱经走罐以疏通经络，安神止痒。

治疗方案分析：患者青年女性，素体湿热，外感毒邪，为湿热浸淫之象，通过应用中药溻渍法、中药涂药法、中频治疗、走罐治疗，可达到清热解毒、收敛消肿的作用，促进皮损消退，患者入院 8 天后痊愈出院，疗效肯定。

第四节　热罨包法

一、概述

罨，即掩盖，覆盖，敷。把中药或浸透药液的敷料放于患处加以覆盖、包扎，从而治疗外科疾病的方法称为罨包法，是中医外治法之一。罨包法根据覆盖物的温度不同可分为冷罨法和热罨法；根据覆盖物的性质不同可分为干罨法和湿罨法。热罨包法属于湿热罨法，即将浸透热中药的敷料直接敷于患处后加以覆盖并包扎的封闭式溻渍法。本法具有消除渗液、消炎、消肿、收敛、止痒等作用。

二、渊源

唐代刘禹锡使用罨法治疗两足肿胀患者："煨葱治打扑损……承热剥皮擘开，其间有涕，便将罨损处。仍多煨取，继续易热者。"宋代《圣济总录》使用本法治疗目赤肿痛："水洗生地黄、黑豆各二两，捣膏。卧时以盐汤洗目，闭目以药厚罨目上，至晓，水润取下。"清代《愿体医话》中提到："常犬咬者，亦须洗去牙垢，挤尽恶血，研桑树自然汁涂之。蚕豆叶捣烂罨之。""坠扑损伤，瘀血在内……望江青捣汁冲酒服，渣罨伤处。"

《本草纲目》有关于热罨法的记载："许叔微《本事方》云：治踒折，伤筋骨，痛不可忍者。用生地黄一斤……炒热，布裹罨伤处，冷即易之。"明代《神农本草经疏》中记载："《杨氏经验方》治遍身黄肿。取鲜百部根，洗捣罨脐上，以糯米饭半升，拌酒半合，揉和，盖在药上，用帛包住。过一二日后，口内作酒气，则水从小便出，肿自消矣。"清代《灵验良方汇编》记载："凡病伤寒结胸，有中气虚弱，不堪攻击内消者……捣烂炒热，用白布包作大饼，罨胸前胀痛处……冷则轮换罨之。无不即时开通，汗出而愈。"《要药分剂》记载："菖蒲……霍乱转筋及耳痛者。作末炒。乘热裹罨其验。"

三、理论依据

热罨包法结合了溻渍、封包等疗法对患处的疗效优势，促进药液在患部发挥作用而达到治疗目的，可广泛应用于皮肤科、妇产科、骨科、肛肠科等多个科室的多种相关疾病，如腰椎间盘突出、慢性腰肌劳损、腰椎骨质增生、慢性腰肌筋膜炎、亚急性湿疹、带状疱疹后遗神经痛、慢性溃疡等。

临床工作中应用中药热罨包法治疗不同疾病时的操作步骤大同小异。国家中医药管理局医政司颁布的 2015 版《护理人员中医技术使用手册》中未提及此技术的操作方法。就其操作方法而言可将此法归属于传统技术中的溻渍法。本法属于封闭式冷热交替溻渍的范围。是利用冷热交替的温度变化达到改善末梢血管的舒缩功能，有助炎症的减轻与消散作用的一种皮科外治方法。

操作时，用敷料垫浸透药液外敷于患处，药液有效成分以离子形式存在，离子透过皮肤，进入体内，从而达到治疗疾病的目的。起初，借助热力作用，药力的渗透作用加强。对于有创面的疾病，热罨包通过蒸发和敷料自身的引流吸附作用，可清洁创面的渗液及分泌物，软化痂皮，起到收敛和干燥糜烂面的作用。它还能促进正常肉芽组织的生长，起到恢复上皮细胞与成纤维细胞功能的作用。热敷法可局部蓄热，抑制皮肤末梢神经的病理性冲动，故而达到止痒的目的；与此同时，热的镇痛作用可降低痛觉神经的兴奋性，减轻神经根的水肿和压迫，消除局部肌肉紧张。患处周围的皮肤同时受到了药物及热的刺激，血液和淋巴循环加快，促进血管扩张，有效地提高了局部组织修复能力，减轻炎性水肿，增加局部白细胞吞噬作用，从而达到促进皮损愈合的目的。

四、适应证与禁忌证

（一）适应证

适用于亚急性皮肤炎症，局部血行不畅，有瘀血情况者；

慢性溃疡，有脓性分泌物、肉芽不新鲜者；还可用于有皮下刺激性炎症浸润硬结的患者。

（二）禁忌证

1. 疮疡脓肿迅速扩散者。
2. 局部感知觉功能障碍者慎用。

五、操作规范

（一）评估

1. 患者一般情况、既往史、过敏史，是否妊娠等。
2. 病室环境、温度适宜。
3. 患者对热的耐受程度。
4. 皮损情况。

（二）物品准备

敷料垫数块、敷料盆、绷带、塑料布或一次性隔离单、治疗巾、干毛巾、长把镊子或无菌手套、塑料薄膜（带孔）、水温计、根据医嘱配置药液并将药液加热至50℃、手消，必要时备屏风。

（三）操作方法

1. 核对医嘱，摆放舒适体位，充分暴露患处，垫一次性隔离单，保护隐私。
2. 清洁：治疗部位留有其他药物时，宜用棉球蘸生理盐水清洁。
3. 外敷：以双钳或双手夹起挤干敷料垫（以不滴水为度）。

将敷料垫紧敷在患者治疗部位，外用带孔的塑料薄膜将敷料垫严密包住，后用绷带绑紧。

4. 更换：每小时更换 1 次，持续时间为 2 小时。

5. 观察皮肤情况，协助患者着衣，取舒适体位。

6. 整理用物，处理医疗废物。

7. 记录操作时间、皮损情况，操作者签字。

六、注意事项

1. 药液的温度为 50℃左右，不宜过热，避免烫伤患者。老年人及幼儿对热的耐受性差，温度宜偏低。

2. 操作时要先用温度计测试温度，操作者再用手测试温度。拧干敷料垫后，用敷料垫触及患者皮肤，询问患者是否能够耐受，避免烫伤。

3. 更换敷料垫时要重新加热，敷料垫要紧密贴于皮损处，最后用带孔的塑料薄膜包裹，绷带固定。

4. 绷带固定时注意勿过紧，以免妨碍局部血液循环。

5. 敷料垫粘着皮损面时，不可强行剥取，可于敷料垫上滴注药液，使其浸透，再轻轻取下。

6. 操作中注意局部皮肤变化，如出现苍白、红斑、水疱、痒痛或破溃等症状时，应立即停止治疗，并做相应处理。

七、健康教育

1. 此项操作应严格控制温度，以能耐受为宜，不可一味追求高温，以免烫伤。

2. 操作过程中如有不适，应及时告知护士，停止治疗。

八、应用热罨包治疗的常见疾病健康处方

溻皮疮病（红皮病）

1. 生活起居

（1）保持居室整洁、空气清新，定时开窗通风。

（2）保持床单位清洁，衣物应选用柔软、纯棉制品，减少摩擦。

（3）保护皮肤，勤修剪指甲，防止搔抓及强力刺激；禁用热水烫洗，避免外伤及滥用药物。

（4）保证充足睡眠，避免过度疲劳，避免风、湿、热邪侵入。

2. 饮食调护

（1）饮食应有节制，少食油炸、甜腻、辛辣刺激食物，如浓茶、咖啡、麻辣烫等，但不建议过度忌口。饮食宜清淡，宜食高蛋白饮食，如鸡蛋、牛奶、瘦肉、豆制品、酸奶等，多食新鲜蔬菜、水果，补充维生素。

（2）瘙痒明显者应禁食辛辣腥发动风的食品，如牛羊肉、鹿肉、狗肉、海鲜、辣椒、花椒等。

（3）皮损部位大量脱屑的患者，应提高蛋白质和微量元素摄入量，宜食禽、畜、蛋、奶、植物蛋白等，必要时可使用营养素补充剂。

（4）患者日常需注意可能引起病情发作或加重的食物，对可疑食物避免食用。必要时可做食物过敏原检测。

（5）建议选用蒸、煮、炖等方法烹制食物，避免烟熏、炙烤、油炸等。

3. 用药指导

（1）遵医嘱用药，病情变化时，及时专科就诊，勿购买无批号、来源不明确的药物自行治疗。

（2）外用药应以止痒、消炎、安抚为原则，勿自行使用刺激性强的药物。

4. 功能锻炼与康复　鼓励患者加强健身和文体活动，可根据年龄及病情，选择适宜的锻炼方式，如慢跑、散步、八段锦及太极拳等养生操锻炼。

5. 自我管理

（1）养成良好的饮食习惯，适度饮水，忌烟酒。

（2）避免搔抓皮肤和各种不良刺激，沐浴时水温不宜过高。

（3）树立战胜疾病的信心，避免精神过度紧张和焦虑，保持良好乐观的心态。

（4）加强健身和文体活动，以增强机体抗病能力。

九、典型病例

（一）病案一

【关键词】 溻皮疮病；热罨包法；中医化腐清创术；癣症熏药；熏药法

患者女性，67岁，主因"身起红斑、脱屑50年，加重5个月"，于2017年10月9日收入院。

【评估】

1. 现病史　患者50年前受凉后头皮处起红斑、脱屑，未予诊治，此后皮疹反复发作，累及周身，无明显季节性，间断外用激素类药膏（具体不详），病情控制尚可。29年前因皮损复发，就诊于某私人医院，诊断为"寻常型银屑病"，经"白雪宁"口服、地塞米松肌注（具体用量不详）后，皮疹泛发至全身，皮损面积超过体表面积90%，并伴发脓疱，遂停用上述药物，脓疱逐步消退，皮疹未见明显好转。此后间断外用白凡士林治疗，皮疹稳定，未见脓疱。15年前患者先于天津市某医院以"红皮病型银屑病"收住院治疗，经中药内服，地塞米松静点15mg，Qd，并逐步减量（连续使用1年半，具体情况不详），后改为口服激素（具体不详）4片，Qd，逐步减量半年后停药，皮损未见明显好转。此后外用白凡士林维持治疗。2年前患者于北京某医院以"红皮病型银屑病"收入院治疗，经口服阿维A胶囊30mg Tid、环孢素胶囊150mg Bid、吗替麦考酚酯片（具体不详）等治疗1个月后，因出现心衰遂停用上述药物，皮疹未见明显好转。此后患者间断外用白凡士林治疗，5个月前患者无明显诱因出现持续发热，体温37.5～38.5℃，周身皮疹脱屑明显，双下肢为甚，现为求进一步系统诊治，于2017年10月9日以"红皮病型银屑病"收入院。

入院症见：周身红斑、脱屑（图2-20），轻度畏寒，无发热，无咳嗽咳痰，无心慌心悸，无胸闷喘憋，无腹胀腹痛，纳眠可，二便调。

2.既往史　4年前患者诊断"冠状动脉粥样硬化性心脏病？"，未予药物治疗。2年前诊断心衰，现口服三磷酸腺苷二钠片20mg Tid、稳心颗粒1袋Tid。高血压病史1年，血压最高170/100mmHg，现口服缬沙坦胶囊80mg Qd，自诉血压控制尚可。1年前诊断为"右侧股骨头塌陷"（考虑长期使用激素所致），未系统治疗。

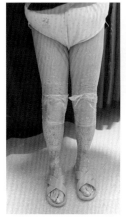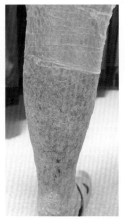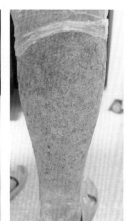

图 2-20　皮损情况

3. 实验室检查　白细胞总数 6.85×10^9/L，中性粒细胞百分比 70%，淋巴细胞百分比 17.5%，血红蛋白浓度 103g/L，红细胞计数 3.69×10^{12}/L，红细胞压积 32.2%，血小板总数 247×10^9/L。尿常规 + 镜检：蛋白 0.15g/L（ ± ）。

4. 护理专科检查　T 37.6 ℃；P 77 次 / 分；R 18 次 / 分；BP 130/80mmHg。

头皮、躯干、四肢弥漫浸润性红色斑块，手足背散在红色浸润性丘疹，大部分皮疹上覆银白色鳞屑，双小腿皮疹上覆黄色厚腻痂屑、局部皲裂，未见明显薄膜现象及点状出血。双下肢潮红肿胀。皮损面积占体表面积 90% 以上，可见束状发，指（趾）甲黄浊增厚。关节无红肿畸形。日常生活活动能力量表评分 100 分；跌倒风险评估量表 45 分；压疮风险评估量表 23 分；瘙痒自评量表评分 8 分。

【主要诊断】

中医诊断：瘑皮疮病　中医辨证：热毒炽盛证，气阴两

伤证

西医诊断：1. 红皮病型银屑病

2. 高血压 2 级

3. 冠状动脉粥样硬化性心脏病

【护理问题】

1. 皮肤完整性受损　与本病皮损弥漫浸润、潮红脱屑、局部皲裂有关。

2. 有感染的危险　与皮损范围大、双小腿局部皲裂、痂皮厚腻有关。

3. 有外伤的危险　与双小腿肿胀、皮损上覆黄色厚腻痂屑、局部皲裂疼痛有关。

4. 营养失调　与皮损范围大、周身脱屑有关。

5. 知识缺乏　与缺乏疾病相关知识有关。

6. 自我形象紊乱　与皮损范围累及颜面、头皮，周身大量脱屑，双下肢大量黄腻痂屑、皮损可闻及腥臭味有关。

【护理过程】

中医护理操作技术	药物及应用部位	作用及目的
中药涂药法	白凡士林＋甘草油涂周身皮损	清热解毒，润肤止痒
中医化腐清创术	甘草油清疮黄厚痂屑处	解毒润肤，清洁创面
封包疗法	白凡士林调甘草油封包皮损	解毒润肤，保湿
中药溻渍法	清热消肿洗剂湿敷潮红肿胀红斑处	清热解毒，利湿消肿

2017-10-9

根据护理评估及诊断，该患者目前基础病处于稳定阶段，首要问题为周身皮肤完整性受损及有皮肤继发感染的风险。为减少患者继发感染的风险，去除黄色厚腻痂屑，缓解局部皲裂，予高锰酸钾溶液全身浸浴。周身皮损采用中药涂药法以白凡士林调和甘草油以润肤止痒。皮损可闻及腥臭味，遵医嘱留取分泌物培养。针对双小腿潮红肿胀、局部皲裂、黄色厚腻痂屑，予清热消肿洗剂行中药泡洗法、中药溻渍法局部治疗，以清热解毒止痒；黄厚痂屑处予甘草油行中医化腐清创术、局部皮损涂凡士林软膏并封包，以促进痂屑剥脱。

2017-10-12

患者双下肢分泌物培养示金黄色葡萄球菌，为多重耐药菌。补充诊断：皮肤感染。遵医嘱予接触隔离，床尾放置标识、床旁手消，中药敷料垫一次性使用，依据药敏试验结果清创后予环丙沙星凝胶外用抗感染治疗。

2017-10-17

患者面部淡红斑片，头皮、躯干、四肢弥漫浸润性斑块，双下肢皮损呈红色，余皮损颜色较前变淡。手足背散在红色浸润性丘疹，大部分皮疹上覆银白色鳞屑，双小腿肿胀较前减轻，皮疹黄厚痂屑较前变薄，上覆少量痂屑，未见明显皲裂，皮损可闻及腥臭味。皮损面积占体表面积90%以上。可见束状发，指趾甲黄浊增厚。双足背可见少量渗出。跌倒风险评估量表评分45分；压疮风险评估量表评分23分；瘙痒自评量表评分6分。

继予外用中药涂药清热解毒，润肤止痒，促进皮损愈合；中药溻渍法、中药泡洗法以清热解毒，抑制渗出；中医化腐清创术促进黏腻痂屑剥脱。

2017-10-23

患者头皮、躯干、四肢弥漫轻度浸润性斑块，手足散在淡红色斑疹，双下肢皮损呈红色，余皮损颜色较前变淡，较多银白色干燥鳞屑，皮损较前变薄，以躯干上部及上肢明显，下肢肿胀消退，双小腿皮疹未见明显黄腻痂屑，皮损未闻及异味，皮损面积占体表面积90%以上。可见束状发，指趾甲黄浊增厚。舌红，苔黄腻，脉弦细。遵医嘱继予中药涂药以清热解毒，润肤止痒，促进皮疹消退；中药溻渍法、中药泡洗法加强清热解毒之力。

2017-10-25

患者头皮、躯干、四肢弥漫轻度浸润性斑块，双下肢皮损色红，余皮损呈淡红色，上覆较多银白色鳞屑。躯干上部及双上肢皮损较前明显变薄，下肢肿胀消退，双小腿皮疹未见明显黄腻痂屑（图2-21）。日常生活活动能力量表评分100分；跌倒风险评估量表评分45分；压疮风险评估量表评分23分；瘙痒自评量表评分5分。遵医嘱好转出院。

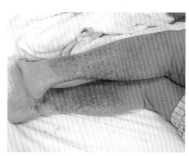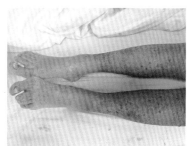

图2-21 皮损变化（2017-10-25）

2017-11-20

患者出院3周后复诊。

患者头面、躯干、四肢弥漫浸润性红色斑块，大部分皮疹上覆银白色鳞屑，未见明显薄膜现象及点状出血。皮损面积占体表面积90%以上。可见束状发，指趾甲黄浊增厚。双下肢再次出现潮红肿胀，双小腿皮疹上现黄色厚腻痂屑、局部皲裂，皮损可闻及腥臭味。右膝外下方可见一处钱币大小黑色结痂（图 2-22）。为求进一步系统诊治，于 2017 年 11 月 20 日以"红皮病型银屑病"第二次收入院治疗。日常生活活动能力量表评估 100 分；跌倒风险评估量表评分 45 分；压疮风险评估量表评分 23 分；瘙痒自评量表评分 7 分。

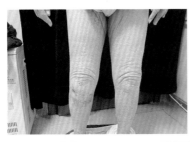
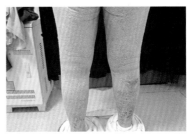
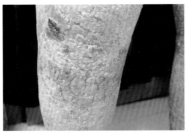
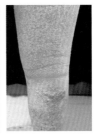

图 2-22　皮损变化（2017-11-20）

患者出院后三周双下肢再次出现潮红肿胀，双小腿皮疹上现黄色厚腻痂屑，同时膝外下方可见一处钱币大小黑色结痂。追问病史，患者出院期间皮损自我护理不良，并曾意外跌倒致右膝外伤，无法自行涂药导致双下肢再次出现潮红肿胀，痂屑增厚。考虑患者曾有耐药金黄色葡萄球菌感染，继予接触隔离，遵医嘱周身皮损使用白凡士林调和甘草油涂药以润肤止痒，促进皮损愈合。针对双小腿潮红肿胀、局部皲裂、痂皮厚腻、皮损可闻及腥臭味，遵医嘱留取分泌物培养，应用清热消肿洗剂稀释 30 倍后泡洗及冷湿渍治疗，以清热解毒止痒。黑色及黄厚痂屑处使用甘草油清洁软化痂皮，促进痂屑剥脱，并予白凡士林软膏封包治疗。

2017-11-25

患者头面红斑颜色减轻，双手掌心可见少量新发红斑，躯干、四肢仍为弥漫浸润性红色斑块，部分皮疹上覆鳞屑，双小腿黄色厚腻痂屑较前减少，皲裂减轻，皮损可闻及腥臭味。双下肢潮红肿胀较前减轻。右膝外下方黑色结痂已脱落。瘙痒评分 6 分。分泌物培养示金黄色葡萄球菌，继予白凡士林调和甘草油涂擦以润肤止痒，促进皮损愈合。使用清热消肿洗剂冷湿渍及中药泡洗以清热解毒止痒，中医化腐清创术促进痂屑剥脱。

2017-11-28

患者周身红斑颜色减淡，鳞屑减少，无新发红斑、丘疹，双小腿黄色厚腻痂屑基本消退，双下肢无明显潮红肿胀，皮损未闻及明显异味。继予白凡士林调和甘草油涂擦以润肤止痒，促进皮损愈合。

2017-12-3

患者周身红斑颜色转淡，浸润减轻，鳞屑减少。双小腿黄色痂屑基本脱落，双下肢潮红肿胀减轻（图 2-23）。面部皮疹大部分消退。日常生活活动能力量表评分 100 分；跌倒风险评估量表评分 45 分；压疮风险评估量表评分 23 分；瘙痒自评量表评分 4 分。遵医嘱好转出院。

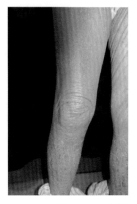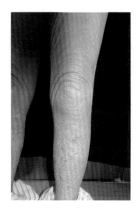

图2-23　皮损变化（2017-12-3）

2018-3-12

患者出院3个月后复诊。

患者头面、躯干、四肢弥漫鲜红色斑片、斑块，上覆大量银白色鳞屑，双小腿肿胀，皮疹上覆褐黄色污浊痂屑，呈疣状增生，表面潮湿，可见血痂，未见明显薄膜现象及点状出血，皮损面积占体表面积90%以上（图2-24）。可见束状发，指趾甲黄浊增厚。日常生活活动能力量表评分100分；跌倒风险评估量表评分45分；压疮风险评估量表评分23分；瘙痒自评量表评分6分。皮损可闻及腥臭味。为求进一步系统诊治，于2018年3月12日以"红皮病型银屑病"第三次收入院治疗。

患者出院三个月后双下肢再次出现肿胀，双小腿皮疹上覆褐黄色污浊痂屑，呈疣状增生，患者皮疹颜色暗红，表面潮湿，双下肢皮疹肥厚，为外寒内热之象。遵医嘱双下肢予清热消肿洗剂热罨包治疗，促进肿胀消退及痂屑剥脱，同时予癣症熏药双下肢直接灸以通经络止痒。周身皮疹继予白凡士林调和甘草油涂擦以润肤止痒，促进皮疹消退。

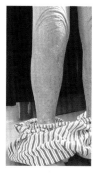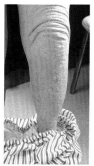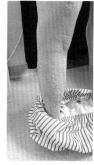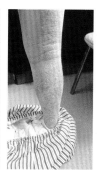

图 2-24　皮损变化（2018-3-12）

2018-3-20

患者皮疹较前好转，下肢皮疹较前变薄，瘙痒减轻，纳眠可，二便调。头面、躯干、四肢可见红色斑片、斑块，上覆少许银白色鳞屑，双小腿皮疹上覆褐黄色污浊痂屑较前变薄，呈疣状增生，指趾甲黄浊增厚（图 2-25）。皮损未闻及明显异味。瘙痒自评量表评分 4 分。患者治疗有效，治疗方法同前。

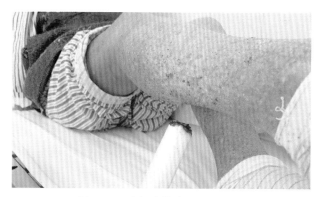

图 2-25　皮损变化（2018-3-20）

2018-3-26

患者头面、躯干、四肢可见红色斑片、斑块，上覆少许银白色鳞屑，后背及双下肢少许正常肤色，双足跟附近见肥厚斑块，未见渗出，指趾甲黄浊增厚。双小腿表面干燥，黄色痂屑基本脱落，双下肢潮红肿胀减轻（图 2-26）。日常生活活动能力量表评分 100 分；跌倒风险评估量表评分 45 分；压疮风险评估量表评分 23 分；瘙痒自评量表评分 3 分。遵医嘱好转出院。

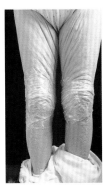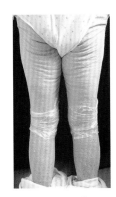

图 2-26　皮损变化（2018-3-26）

2018-4-12

患者出院 14 日后复诊。

患者头面、躯干、四肢弥漫鲜红色斑片、斑块，上覆大量银白色鳞屑，双小腿皮疹上覆少量褐黄色污浊痂屑，呈疣状增生，表面干燥，散在抓痕、结痂，皮损可闻及腥臭味，未见明显薄膜现象及点状出血，皮损面积占体表面积 90% 以上。可见束状发，指趾甲黄浊增厚（图 2-27）。为求进一步系统诊治，于 2018 年 4 月 12 日以"红皮病型银屑病"第四次收入院治疗。

日常生活活动能力量表评分 100 分；跌倒风险评估量表评分 45 分；压疮风险评估量表评分 23 分；瘙痒自评量表评分 3 分。

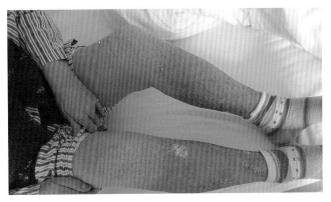

图 2-27　皮损变化（2018-4-12）

　　遵医嘱留取分泌物培养，双下肢应用清热消肿洗剂予热罨包法促进肿胀消退及痂屑剥脱，同时予直接灸通经络止痒。周身皮疹继予白凡士林调和甘草油涂擦以润肤止痒，促进皮疹消退。

　　2018-4-17

　　患者头面、躯干、四肢弥漫鲜红色斑片、斑块，上覆大量银白色鳞屑，双下肢肿胀减轻，双小腿皮疹上褐黄色污浊痂屑较前减少，呈疣状增生，表面干燥，散在抓痕、结痂，未见明显薄膜现象及点状出血，皮损面积占体表面积90%以上，皮损可闻及腥臭味（图2-28）。瘙痒自评量表评分3分。辅助检查：普通细菌培养（右下肢）示金黄色葡萄球菌（多重耐药），普通细菌培养（左下肢）示金黄色葡萄球菌（多重耐药）。遵医嘱配合 1∶5000 高锰酸钾溶液冲洗以清洁皮肤，甘草油外涂润肤止痒，促进皮损愈合，予癣症熏药双下肢直接灸，加强局部活血化瘀、通络之力。

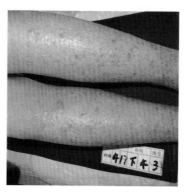

图 2-28　皮损变化（2018-4-17）

2018-4-20

　　患者头面、躯干、四肢弥漫鲜红色、淡红色斑片、斑块，上覆大量银白色鳞屑，双上肢及躯干部分皮疹消退，双小腿皮疹上覆少量褐黄色痂皮，表面干燥，散在抓痕、结痂，皮损面积占体表面积80%以上。皮损未闻及异味。治疗护理同前。

2018-4-27

　　患者头面、躯干、四肢弥漫淡红色斑片、斑块，上覆大量银白色细碎鳞屑，双上肢、躯干部分皮疹消退，双小腿肿胀消退，皮疹上覆少量黄色痂屑，表面干燥，散在抓痕、结痂，未见明显薄膜现象及点状出血，皮损面积占体表面积80%以上，见图 2-29。可见束状发，指趾甲黄浊增厚。日常生活活动能力量表评分100分；跌倒风险评估量表评分45分；压疮风险评估量表评分23分；瘙痒自评量表评分2分。遵医嘱好转出院。出院后复诊情况见图 2-30。

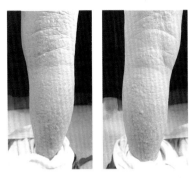

图 2-29　皮损变化（2018-4-27）

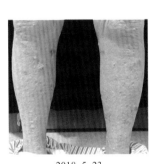
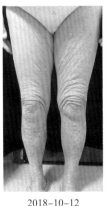
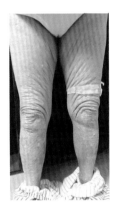

　　2018-5-23　　　　　　2018-10-12　　　　　　2018-12-28

图 2-30　皮损变化

【效果评价】

　　患者首要问题为周身 90% 皮肤潮红肿胀、脱屑及双下肢肿胀、皮损上覆厚腻痂皮、局部耐药金黄色葡萄球菌感染，余问题均在此基础上产生。为解决患者周身皮肤潮红肿胀、完整性受损，痂屑较多，双下肢肿胀、痂屑厚腻、局部皲裂等症状，预防继发感染，在治疗前期采用中药全身浸浴法、中药涂药法、中药泡洗法、中药湿渍法、中医化腐清创术、封包疗法，均达到了润肤止痒、减少脱屑、促进全身皮损消退、促进双下肢肿胀消退及双小腿痂屑剥脱的护理效果。患者三诊、四诊时，双小腿厚腻痂屑较前变薄，但双下肢肿胀仍反复发作，考虑患者因皮损日久，气血运行不畅，导致气滞寒凝，气血瘀结，呈内热外寒之象，外用中药溻渍法冷湿敷药物难以到达病所，故改用中药清热消肿洗剂热罨包法，同时加用癣症熏药双下肢直接灸法，以加强局部活血化瘀通络之力。经治疗后，患者双小腿肿胀消退，皮疹干燥，未见渗出，此后复诊多次未见黄色痂屑，达到了消除肿胀、清除痂屑的护理目的。

【按语】

西医学认为，红皮病型银屑病以泛发红斑和鳞屑为特征，起病可为渐进性，也可为急性，是一种较少见的严重的银屑病，约占银屑病患者的1%。许多原因均可引起红皮病型银屑病，多见于成人，常因银屑病在急性进行期中的某些刺激因素，如外用刺激性较强的或不适当的药物等引起；少数可由寻常型银屑病自行演变而成；近年来，亦有用糖皮质激素治疗银屑病，在长期大量应用后，如突然停药或减量太快，而使症状复发加剧而引起红皮病。此种患者在急性期，应选用温和及副作用小的治疗方法，并根据病情变化，随时调整治疗及护理方案，缓解临床症状。

本例患者主因"身起红斑、脱屑50年，加重5个月"入院，从2017年10月9日开始，先后4次入院治疗。中医诊断为溻皮疮病，辨证为热毒炽盛证、气阴两伤证。

患者老年女性，患病日久，红皮病型银屑病诊断明确，其周身90%皮肤潮红肿胀、脱屑，双下肢肿胀、皮损上覆厚腻痂皮、局部耐药金黄色葡萄球菌感染。患者皮损一部分是本病自然发展而成，大部分是由于治疗不当所致。其病机为血分蕴热，久热伤阴，阴虚血燥，蒸郁肌肤而成。

治疗方面，研究认为沐浴疗法（水疗）可去除鳞屑，清洁皮肤，改善血液循环和新陈代谢，还有镇静、止痒、安抚作用。若在药液中加入适量药物（如松节油或中药等）则可增加其治疗作用。患者周身大量脱屑瘙痒，适合药浴治疗，但由于患者自诉皮肤敏感，容易过敏，故治疗宜温和避免刺激。遵医嘱予中药清热消肿泡洗及溻渍以清热解毒，润肤止痒。甘草油可解毒、润肤、清洁疮面，白凡士林、甘草油混合外用有助于润肤止痒，清除鳞屑。患者经治疗2个疗程后，皮损有所改善，但因患者居家护理不利，皮损再次加重。第三、四疗程起，遵医嘱行热罨包法加用癣症熏药法直接灸治疗，以活血化瘀通络。

治疗方案分析：热罨包属于封闭式冷热交替溻渍的范围。罨包初敷时，由于热的作用可抑制皮肤末梢神经冲动，故止痒效果良好。热可使局部血管扩张，促进血液循环，改善充血状态，提高白细胞的数量和吞噬功能，促进局部炎性浸润的消散。罨包敷用一定时间后，逐渐变冷，其冷热交替作用，可改善末梢血管的舒缩功能，有助炎症的减轻与消散。适用于亚急性皮肤炎症、局部血行不畅、炎症浸润硬结等情况。

熏药法可利用热量和中药的药性对神经感受器的刺激作用，从体表至体内产生作用，使局部血管扩张，血流量增多，中药离子渗透至病灶，从而使局部炎性物质吸收，恢复正常的生理机能，起到良好的疏导腠理、活血化瘀、清热解毒的作用。

患者分泌物培养示耐药金黄色葡萄球菌感染，经文献检索发现，金黄色葡萄球菌最佳生长温度为37℃，细菌生长速度随温度升高而下降，温度超过42℃时细菌则不能存活。因此给予患者热罨包治疗，具有一定的抑菌作用。

（二）病案二

【关键词】蛇串疮；中药溻渍法；热罨包法

患者男性，82岁，主因"右侧头面、颈肩疼痛9天，起红斑水疱5天"，于2018年7月10日收入院。

【评估】

1.现病史 患者9天前无明显诱因出现右侧头面、颈肩疼痛，未予重视，未诊治；6天前因症状加重就诊于北京某医院急诊科，进行血常规、快速心肌系列等检查，予静点头孢类药物1天，次日右侧头面、颈肩出现红斑，伴少量水疱，再次就诊于北京某医院，诊断为"带状疱疹"，予口服泛昔洛韦片0.25g Tid，加巴喷丁胶囊0.3g Qd，肌注甲钴胺注射液，外用炉甘石洗剂及喷昔洛韦乳膏等治疗，症状略缓解。2天前就诊于我院门诊，予口服中药及外用伤科灵、雄柏洗液，症状减轻。今为求进一步系统诊治，由门诊以"带状疱疹"收入院。

入院症见：右侧头面、颈肩部红斑水疱（图2-31），时疼痛，伴口苦、干渴，乏力倦怠，无发热恶寒，纳少，眠欠安，小便调，大便日一次，不成形。

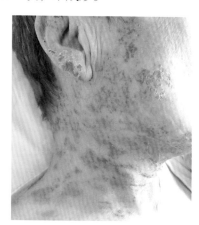

图2-31 皮损情况

2. 既往史　冠心病 10 余年，未系统用药。前列腺增生 10 余年，规律服用盐酸坦洛新缓释胶囊 1 粒 Qd 治疗。高脂血症 6 年，1 年前开始规律口服匹伐他汀 2mg Qn 降脂；白内障 5 年，现规律外用吡诺克辛钠滴眼液。失眠 3 个月，间断口服艾司唑仑 1 片 Qn。

3. 实验室检查　白蛋白 36.9g/L，余未见明显异常。

4. 护理专科检查　T 36.6 ℃；P 65 次 / 分；R 18 次 / 分；BP 105/62mmHg。

右侧头面、耳郭、颈肩部带状分布炎性红斑丘疹，其上可见簇集分布水疱、脓疱，疱壁紧张，大部分疱液澄清，部分可见血痂，无渗出糜烂，眼周、鼻部、外耳道未见明显红斑水疱。日常生活活动能力量表评分 100 分；跌倒风险评估量表评分 60 分；压疮风险评估量表评分 23 分；疼痛自评量表评分 6 分。

【主要诊断】

中医诊断：蛇串疮　中医辨证：肝经郁热证

西医诊断：1. 带状疱疹

　　　　　2. 冠状动脉粥样硬化性心脏病

　　　　　3. 高脂血症

　　　　　4. 白内障

　　　　　5. 失眠

　　　　　6. 前列腺增生

【护理问题】

1. 皮肤完整性受损　与本病簇集分布水疱、脓疱有关。

2. 疼痛　与水痘 – 带状疱疹病毒侵犯感觉神经有关。

3. 知识缺乏　与缺乏疾病相关知识有关。

【护理过程】

中医护理操作技术	药物及应用部位	作用及目的
邮票贴敷法	生理盐水清创并贴敷水疱、脓疱处	祛邪外出，促进干燥结痂
中频治疗法	曲池、内关、足三里、三阴交	疏通经络，安神止痛
穴位贴敷法	神阙穴	清热解毒，安神止痛

2018-7-10

根据护理评估及诊断，患者目前基础病处于稳定阶段，首要问题为皮肤完整性受损及疼痛。为扶助正气、祛邪外出，促进水疱、脓疱处干燥结痂，予生理盐水清创并邮票贴敷水疱、脓疱处。针对疼痛问题，采取中频治疗法刺激曲池、内关、足三里、三阴交等穴位，以疏通经络，安神止痛；配合穴位贴敷法（神阙穴）加强清热解毒、安神止痛之力。

2018-7-12

患者右侧头面、耳郭、颈肩部红斑，水疱、脓疱，经清创及贴敷治疗后皮损已干燥结痂，皮损处可见痂皮，无渗出糜烂，眼周、鼻部、外耳道未见明显红斑水疱。跌倒风险评估量表评分45分；疼痛自评量表评分5分。

2018-7-15

患者右侧头面、耳郭、颈肩部带状分布暗红红斑，其上未见新发水疱，可见散在少量痂皮，无渗出糜烂（图2-32）。现患者皮疹好转明显，痂皮基本脱落，仍诉时有疼痛，故遵医嘱应用热罨包法以温经通络止痛。患者跌倒风险评估量表评分45分，疼痛自评量表评分5分。

中医护理操作技术	药物及应用部位	作用及目的
热罨包法	清热消肿洗剂外敷皮损处	解毒通络，温经止痛

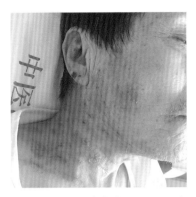

图 2-32　皮损变化（2018-7-15）

2018-7-18

患者右侧头部、颈肩部痂皮基本脱落，遗留淡红色斑疹、丘疹（图 2-33），仍诉时有疼痛，结合古籍所述"不荣则痛，不通则痛"，继予患者热熨包法以温经通络止痛。患者跌倒风险评估量表评分 45 分；疼痛自评量表评分 4 分。

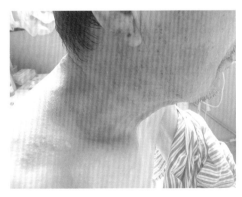

图 2-33　皮损变化（2018-7-18）

2018-7-22

患者皮损基本消退，遗留少量淡红色斑疹（图 2-34），疼痛较前缓解，病情好转，遵医嘱于 2018 年 7 月 22 日出院。疼痛自评量表评分3分。

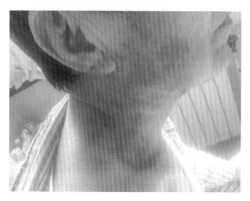

图2-34 皮损变化（2018-7-22）

【效果评价】

患者年迈，禀赋不耐，外感毒邪，致肝经郁热，外发于肌肤，而成本病。在治疗前期采用疱病清创术、邮票贴敷法，因势利导以祛邪外出，达到了减少局部刺激、促进皮损愈合、局部干燥结痂的效果。但在局部痂皮脱落后，患者疼痛较前缓解不明显，考虑患者热邪内盛，气机壅滞，不通则痛，如单纯外用中药溻渍法冷敷，则寒凝气滞加重壅滞，故改用中药清热消肿洗剂热罨包法，加用中频治疗及穴位贴敷疗法加强活血通络之力，以清热解毒，通经止痛。故经治疗患者局部暗红斑消退，疼痛较前缓解，达到了皮损愈合、疼痛减轻的护理目的。

患者疼痛自评量表评分记录：

日期	7月10日	7月15日	7月18日	7月22日
疼痛评分	6	5	4	3

【按语】

西医学认为，带状疱疹是由水痘–带状疱疹病毒（VZV）

感染引起，皮损以单侧带状沿神经分布的簇集成群水疱为特点。本病虽有自限性，但也会有严重的并发症出现。对于免疫系统健全的年轻人，带状疱疹痊愈后常无后遗症，但随着年龄增大和免疫力低下，带状疱疹引起的疼痛、皮疹和并发症可更加严重。带状疱疹并发症包括带状疱疹后遗神经痛、继发细菌感染等。带状疱疹后遗神经痛的严重性和发病率均随年龄增大而升高，10%～15%的带状疱疹患者罹患此症。早期干预治疗，可有效减少带状疱疹后遗神经痛的发生或减轻疼痛症状。

本例患者主因"右侧头面、颈肩部疼痛9天，起红斑水疱5天"于2018-7-10收入院。病因为患者年迈禀赋不耐，复感毒邪，致肝经郁热，木郁克脾，脾失健运，湿浊内停，湿热搏结，发于肌肤，而成本病。肝经蕴热，循经外发故见右侧头面部、颈肩、耳郭起丘疹、红斑；热盛则皮疹色红，基底炎性红斑明显；热邪内盛，气机壅滞，不通则痛。

治疗方面，遵医嘱予右侧头面、颈肩部行疱病清创术、邮票贴敷法局部皮损治疗。清创后予中频治疗，取穴曲池、内关、足三里、三阴交以疏通经络，安神止痛。每日晚间予穴位贴敷法（神阙穴）治疗，以清热解毒，安神止痛。患者经3天治疗后，皮损好转，但疼痛未减。遵医嘱于7月15日应用清热消肿洗剂行热罨包法治疗，以温经通络，缓解局部疼痛。

治疗方案分析：患者老年男性，年迈多病，带状疱疹诊断明确，本病初期以清热利湿解毒为先，后期以活血化瘀理气为主，兼顾扶正固本。热罨包法的热力可从体表至体内产生作用，使局部血管扩张，血流量增多，起到良好的疏导腠理、活血化瘀的作用。患者经12天住院治疗，皮损好转，疼痛减轻。归家后继续口服中药治疗。

第三章 燕京乳腺护理名术

第一节 乳腺刺络拔罐技术

一、概述

乳腺刺络拔罐技术是运用皮肤针点刺患处，在乳房局部刺络放血后施予火罐的一种中医外治方法。本疗法是将刺络法和拔罐法相结合，通过刺络拔罐时负压作用把邪毒随血液吸出体外，以达到去除病灶、减压、消肿、减轻疼痛、改善微循环、促进疮面愈合的功效。

二、渊源

刺络法早在《黄帝内经》中即有记载，"毛刺""浮刺"等即为刺络法的雏形。《素问·皮部论》说："凡十二经络脉者，皮之部也。是故百病之始生也，必先于皮毛。"十二皮部与经络、脏腑联系密切，运用皮肤针点刺皮部，激发调节脏腑经络功能，以疏通经络，调和气血，促使机体恢复正常，从而达到防治疾病的目的。《伤寒贯珠集》云："用刺法者，以邪陷血中，刺之以行血散邪耳。"

拔罐疗法，古代典籍中亦称之为角法。这是因为我国远古时代医家是应用动物的角作为吸拔工具的。在 1973 年湖南长沙马王堆汉墓出土的帛书《五十二病方》中，关于角法治病有相关记述："牡痔居窍旁，大者如枣，小者如核者方，以小角角之，如孰（熟）二斗米顷，而张角。"其中"以小角角之"，即指用小兽角吸拔。这就表明我国医家至少在公元前 6 世纪到公元前 2 世纪，已经采用拔罐这一治疗方法。

刺络拔罐技术开始于 20 世纪 70 年代，它将刺络法和拔罐法相结合，用于疏通经络，调和气血，具有操作简便、疗效确实、适应证广、见效快速等优点，在临床上广泛应用。

三、理论依据

《灵枢·九针十二原》记载："凡用针者，虚则实之，满则泄之，宛陈则除之，邪胜则虚之。《大要》曰：徐而疾则实，疾而徐则虚。言实与虚，若有若无。察后与先。若存若亡。为虚与实，若得若失。虚实之要，九针最妙，补泻之时，以针为之。泻曰，必持内之，放而出之，排阳得针，邪气得泄。按而引针，是谓内温，血不得散，气不得出也。补曰随之，随之意，若妄之。若行若按，如蚊虻止，如留如还，去如弦绝，令左属右，其气故止，外门已闭，中气乃实，必无留血，急取诛之。"宛陈是经络不通畅、血液循环受限的一些症状，在这种情况下使用刺络放血，可把体内的瘀血直接排出体外，刺络后再行拔罐，在负压的作用下有助于把邪毒随血液吸出体外，直接消除局部之"宛陈"，达到通其经脉、调其血气的目的。故非哺乳期乳腺炎出现局部红肿波动，或皮色紫暗，或破溃流脓，脓腐排出不畅；哺乳期乳腺炎出现局部红肿波动，或破溃流脓时常应用此技术，以清除体内毒瘀败血，活血祛瘀，通经活络。

四、主要功效

乳腺刺络拔罐疗法是治疗乳腺疾病常用治疗手段之一，具有清除体内毒瘀败血，活血祛瘀、通经活络、调和气血、和谐脏腑、平衡阴阳的功效。

五、适应证与禁忌证

（一）适应证

适用于急证、热证、实证、瘀证和痛证等。病种如非哺乳期乳腺炎和哺乳期乳腺炎。病变的局部是刺络拔罐的主要施术部位。

（二）禁忌证

1. 有晕血晕针病史者及孕妇禁用。
2. 凝血功能异常的患者禁用。

六、操作规范

（一）评估

1. 病室环境安静、温度适宜，保护患者隐私。
2. 全身状况及精神状态。
3. 患者主要症状、既往史及药物过敏史。
4. 对疼痛的耐受程度。
5. 病变的部位，肿块大小，有无红、肿、热、痛。观察拔罐局部皮肤破溃处的范围和深度。乳头有无扁平或凹陷、皲裂，做好解释，取得患者配合。

（二）告知

1. 刺络拔罐操作时间 10 ~ 20 分钟。

2. 如局部感觉不适，过热、疼痛等，及时告知护士。

3. 治疗时间不宜选择在患者饱餐后或饥饿时进行，事先做好患者的思想工作，消除其恐惧心理，以取得配合。

（三）物品准备

1. 针具准备：一次性皮肤针。

2. 消毒液准备：碘伏或 75% 酒精。

3. 手消、换药盘、一次性无菌手套、无菌棉球、无菌纱布、镊子 2 把，必要时备中单、屏风等。

4. 消毒好的玻璃火罐（数量根据评估结果准备）；根据病人的体质、体型、待拔部位的面积、所治疾病的需要，正确选择罐具和罐型。

5. 打火机、燃烧用 95% 医用酒精、干棉球、止血钳、治疗盘等。

6. 医疗废物回收桶（按医疗废物分类管理要求准备）、锐器盒、黄色医疗垃圾袋等。

（四）体位准备

体位正确与否，直接关系到刺络拔罐治疗效果。正确的体位应使患者感到舒适，肌肉放松，充分暴露治疗部位，非哺乳期乳腺炎通常采用仰卧位或侧卧位。

（五）操作方法

1. 核对医嘱，评估患者，做好解释。

2. 备齐用物，携至床旁。取合理体位，暴露治疗部位。

3. 局部点刺放血拔罐：戴一次性手套，用皮肤针进行点刺3 ~ 5下，针刺深度0.1 ~ 0.2cm，使之渗血。拔罐并留罐，留罐3 ~ 5分钟。出血量根据病情和患者的体质而定，留罐期间应密切观察皮肤颜色变化及出血量多少，一般使罐内出血量在数毫升至十几毫升。

点刺放血法：先消毒所选择的部位，以左手夹持被刺部位，右手拇指、食指捏住针柄，中指指腹紧靠针身下端，针尖露出0.1 ~ 0.2cm，迅速刺入，立即出针。必要时可用火针围刺病变区域。

点刺完毕，即在被刺部位拔罐，视排出物情况而定，3 ~ 5分钟后起罐。

4. 针刺速度：速度要均匀，防止快慢不一、用力不均地乱刺。针尖起落要呈垂直方向，即将针垂直地刺下，垂直地提起，如此反复操作。不可将针尖斜着刺入和向后拖拉起针，以免增加患者的疼痛。观察患者皮肤反应，询问患者的感受。

5. 拔罐时，止血钳夹住95%酒精棉球，点火排出罐内空气，迅速将罐罩在患处。施罐手法要熟练，动作要轻、快、稳、准。拔罐时注意观察患者生命体征和病情变化，如有面色苍白、头晕、出冷汗、恶心、呕吐、疼痛难忍等不适症状时应立即停止操作，同时给予相应处理。如果患者感到疼痛应及时起罐或适当放气，罐内肌肤凸起呈红疹或紫斑，为正常反应。

6. 一般起罐法：起罐时手法要轻缓，以一手抵住罐边皮肤，按压一下，使空气进入，罐即可脱下，不可硬拉或旋动。多罐同时使用时，注意排列不宜太近，以免皮肤被牵拉产生疼痛。

7. 起罐后，用无菌纱布拭干血迹，清洁皮肤，协助患者取舒适体位。如果出现烫伤小水疱，外涂甘草油；水疱较大时，用一次性无菌注射器进行抽吸，外敷烫伤药如 I 号纱条，并覆盖无菌敷料。若出血不多，可按一般起罐法起罐，用消毒干棉球擦净血迹；若出血量较多时，可先用 1～3 块消毒纱布围在罐口周围，起罐后用消毒纱布和消毒干棉球擦净血迹并按压片刻止血。如有疮面，则按外科常规换药处理。

8. 处置后嘱患者休息片刻方可离开。

9. 所有治疗用具及医疗废物，分类放置处理。

10. 记录治疗时间、部位及患者情况，操作者签字。

七、注意事项

1. 注意检查针具、罐体，使用一次性针具，当发现针尖或罐体有钩毛或缺损、针锋参差不齐时，要及时更换。

2. 针具及针刺局部皮肤均应消毒，治疗后 24 小时内不要沐浴。

3. 根据所拔部位的面积大小，选择合适火罐。拔罐时体位要适当，针刺或拔罐过程中，不要移动体位，以免火罐脱落。

4. 拔罐时注意棉球蘸 95% 酒精不可过多，点火的酒精棉球要夹紧，酒精要拧干，亦勿在罐口停留，以免罐口烧烫灼伤皮肤。

5. 本疗法的疗程一般视患者体质和病情轻重而定。

6. 如果患者出现晕针、晕罐，应立即停止操作，取下罐，使患者平卧，轻者饮温开水，静卧片刻即可恢复，重者应立即做相应处理。

八、健康教育

1. 拔罐后 24 小时内不宜洗澡，注意避风寒保暖。

2. 刺络拔罐后应着清洁内衣，卧具保持清洁干燥，避免皮肤感染的发生。

九、应用刺络拔罐法常见疾病健康处方

（一）非哺乳期乳腺炎

1. 生活起居

（1）勿穿紧身上衣及过紧内衣。

（2）保持乳头清洁干燥，矫正乳头内陷，及时清除乳头部粉刺样分泌物，预防感染。

（3）劳逸结合，适当休息，避免熬夜等。

（4）加强体育锻炼，提高机体的抗病能力。

2. 饮食调养 饮食宜以清淡素食为主，搭配少量蛋白质，如肉、鱼、禽蛋、乳制品及各种杂粮，限制动物脂肪和糖的摄入量，避免辛辣刺激食物及肥甘厚味，不服用含雌激素的保健品和食品。

3. 心理调护 因本病反复难愈，患病后应及时就诊，配合检查，早期明确诊断，把握治疗时机；若出现乳房外形破坏，应当调整心态，避免情绪抑郁，正确面对疾病，积极治疗，争取早日康复。

4. 用药指导 院内制剂芙蓉膏使用方法如下：

（1）取3块纱布打开叠放成6层。

（2）纱布取中剪一豁口（偏口型或中央型）。

（3）涂药厚度为1元钱硬币，涂抹面积大于疼痛肿块面积。

（4）敷于肿块处，胶布固定。

（5）每12小时更换一次。

（二）哺乳期乳腺炎

1. 生活起居

（1）保持乳汁通畅。哺乳时尽量将乳汁吸尽，如吸不尽，可用吸乳器或按摩挤出，以使乳汁尽量排空，避免婴儿含乳而睡。

（2）避免穿过紧的上衣、文胸，或钢托文胸。

（3）穴位按摩膻中、乳中、乳根穴；每日按摩 1~2 次，每次 3~5 分钟。

（4）保持良好情绪，家属多与产妇沟通，建立母乳喂养信心。

（5）适当活动，如瑜伽、八段锦、散步。

2. 饮食调护

（1）进食优质蛋白，富含维生素的食物，如丝瓜、黄瓜、藕、番茄等。

（2）每日饮水 3000mL 以上。

3. 用药指导　院内制剂芙蓉膏使用方法同非哺乳期乳腺炎，哺乳时应取下芙蓉膏药纱布。

十、典型病例

（一）病案一

【关键词】刺络拔罐；粉刺性乳痈病

患者王某，女性，32 岁，主因"发现左乳肿物 2 月余"于 2018 年 10 月 15 日门诊就诊。

【评估】

1. 现病史　2 个月前孩子碰撞后发现左乳胀痛，于当地口服消炎药（具体不详）疼痛减轻，但肿块无明显变化，后予静点头孢（具体不详）静点 3 天，自觉未见变化。2018 年 10 月 9 日细胞学病理可见嗜中性粒细胞及浆细胞，考虑乳腺炎性病变。孩子 3 岁半，哺乳 1 岁半。末次月经 10 月 7 日，近半年月经不规律，2 个月一次，经期长。

2. 既往史　否认乳癌家族史。

3. 乳腺专科检查　双乳对称，双乳头无凹陷及溢液，右乳内未及明确肿物，触痛不明显，左乳内侧及下方可及肿物，大小约 2cm×2cm，质地硬。双腋下未及明确肿大淋巴结。

【主要诊断】

中医诊断：粉刺性乳痈病　中医辨证：肝郁证，湿毒内蕴证

西医诊断：1. 乳房肿物

　　　　　2. 浆细胞性乳腺炎

【护理问题】

1. 疼痛　与炎性肿物有关。

2. 焦虑　与担心疾病有关。

3. 知识缺乏　与缺乏疾病相关知识有关。

【护理过程】

2018-10-15

患者乳房疼痛，VAS 疼痛评分 7 分，情绪焦虑，遵医嘱予患者芙蓉膏、铁箍散膏、化毒膏交替外用贴敷治疗，以软坚散结、消炎止痛为主。向患者进行健康宣教，普及疾病和治疗相关知识，以消除患者紧张焦虑情绪。

2018-10-23

患者左乳肿物穿刺，病理提示肉芽肿性乳腺炎。患者情绪稳定，纳眠可，腰痛，月经不规律，2 个月一次，经量多，色暗，有血块。双乳对称，双乳头无凹陷及溢液，左乳内侧及内

下可及大小约 2cm×2cm 肿物，质硬，无红肿，右乳内未及明
确肿物，VAS 疼痛评分 7 分，双腋下未及明确肿大淋巴结。继
续遵医嘱予患者芙蓉膏、铁箍散膏、化毒膏交替外用贴敷治疗，
以软坚散结，消炎止痛。

2019-1-14

患者左乳肉芽肿性乳腺炎复查。左乳内下可及 1.5cm 结节，
质稍硬，内侧肿块较前明显变软，VAS 疼痛评分 7 分。B 超显
示左乳内下可见低回声，范围约 4.3cm×1.3cm，周边腺体可见
丰富血流信号。继续遵医嘱予患者芙蓉膏、铁箍散膏、化毒膏
交替外用贴敷治疗，以软坚散结，消炎止痛。

2019-4-3

患者左乳肉芽肿性乳腺炎复查，B 超示肿块范围较前缩小。
乳腺及引流区淋巴结 B 超示双乳腺体组织结构紊乱，左乳内下
可见低回声包块，范围约 2.6cm×0.5cm，形状不规则，肿块区
红肿疼痛，VAS 疼痛评分 8 分。周边腺体可见丰富血流信号。
双侧腋下未见异常肿大淋巴结。遵医嘱予患者肿块区刺络拔罐
治疗，拔出血性液体及坏死组织约 5mL，以清除腐肉，减轻疼
痛，消肿止痛；继续芙蓉膏、铁箍散膏、化毒膏交替外用贴敷
治疗，以软坚散结，消炎止痛。

2019-4-10

患者左乳肉芽肿性乳腺炎复查，肿块区红肿疼痛减轻，
VAS 疼痛评分 6 分，肿块范围较前减小。继续遵医嘱予芙蓉
膏、铁箍散膏、化毒膏交替外用贴敷治疗，以软坚散结、消炎
止痛为主。

2019-7-17

乳房偶有疼痛，VAS 疼痛评分 4 分，肿块缩小，左乳内侧

肿块部分吸收，压痛减轻，波动感无。乳腺及引流区淋巴结 B 超示双乳腺体组织结构紊乱，左乳内下可见低回声包块，范围约 1.1cm×1.3cm，形状不规则，未见明显液化，周边腺体可见丰富血流信号，双侧腋下未见异常肿大淋巴结（图 3-1）。继续遵医嘱予芙蓉膏、铁箍散膏、化毒膏交替外用贴敷治疗，以软坚散结、消炎止痛为主。

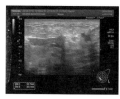 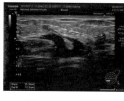 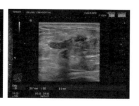

图 3-1　B 超结果

【按语】

此患者为浆细胞性乳腺炎。研究认为，刺络拔罐疗法能够通过局部放血的方法改善局部血液循环，促进炎性渗出物吸收，同时也利于致痛物质的排出。刺络拔罐疗法具有避免扩大疮口、创伤范围小、费用低、患者接受度高的特点。采用传统治疗方式药膏外敷与刺络拔罐配合治疗，能较快减轻患者疼痛，缩短病程，减轻患者经济负担。

（二）病案二

【关键词】刺络拔罐；粉刺性乳痈病

患者王某，女性，31 岁，主因"右乳肿物 2 个月"于 2019 年 1 月 10 日门诊就诊。

【评估】

1. 现病史　2 个月前右乳出现肿物，疼痛，无发热，于外院应用抗生素治疗后肿块缩小变软，疼痛减轻。现乳房偶有疼痛，月经规律，情绪较为急躁，纳眠可，二便正常。曾于2018年8月1日行双乳肿物切除术，病理示左乳乳腺腺病伴纤维腺瘤形成，右乳纤维腺瘤伴间质玻璃样变。

2. 既往史　已婚，孕1产1，产后2年8个月，哺乳1年3个月。其姨及姑患乳癌，无传染病史。

3. 过敏史　无药物过敏史。

4. 乳腺专科检查　右乳上方可及肿块，范围超过10cm大小，有轻压痛，无波动感。左乳上方乳晕处切口下稍硬。

【主要诊断】

中医诊断：粉刺性乳痈病　中医辨证：肝郁证，湿毒内蕴证

西医诊断：浆细胞性乳腺炎

【护理问题】

1. 疼痛　与乳房炎性反应有关。

2. 焦虑　与担心疾病有关。

3. 知识缺乏　与缺乏疾病相关知识有关。

【护理过程】

2019-1-10

患者乳房肿块、疼痛，VAS疼痛评分4分，情绪焦虑，遵医嘱予患者芙蓉膏、铁箍散膏、化毒膏交替外用贴敷治疗，以软坚散结、消炎止痛为主。向患者进行健康宣教，普及疾病和治疗相关知识以消除患者紧张焦虑情绪。

2019-1-22

患者乳房无疼痛，情绪可，纳眠可，大便正常。右乳外上肿块局限，压痛（－），波动（－）。病理提示乳腺组织内可见少

量淋巴细胞、浆细胞浸润；局灶可见小导管扩张。舌淡红，苔白，脉弦细。继续遵医嘱予患者芙蓉膏、铁箍散膏、化毒膏交替外用贴敷治疗，以软坚散结，消炎止痛。

2019-4-16

患者乳房疼痛明显，右乳外上结节明显，有触痛，月经规律，情绪可，睡眠差，纳食正常，大便正常。右乳多个小脓肿形成，外上皮色稍红，压痛（＋），波动（＋）。超声示：左乳多发结节，2～3级，右乳低回声区，位于乳头外侧，范围约3.7cm×3.1cm×3.0cm，内部可见多发液化，轻压有波动感，周边及内部腺体可见血流信号。舌暗红，苔白，脉弦。遵医嘱予患者肿块区刺络拔罐治疗，清除腐肉，减轻疼痛，消肿止痛，拔出黄色脓液及坏死组织约12mL；继续芙蓉膏、铁箍散膏、化毒膏交替外用贴敷治疗，以软坚散结，消炎止痛。

2019-7-17

患者乳房偶有疼痛，情绪可，睡眠可，纳食正常，大便正常。右乳乳晕上方及内侧脓肿同前，外上肿块处疮口愈合，肿块偏硬。乳腺及引流区淋巴结B超示双侧乳腺腺体组织结构紊乱。右乳可见多处囊实性包块，形状不规则，较大者位于乳头外上，范围约5.7cm×5.2cm×2.5cm，内可见明显液化，以囊性为主，周边血流丰富。左乳内上可见多个低回声结节，边界清，较大者约0.7cm×0.4cm（图3-2）。双腋下未见明显异常肿大淋巴结。舌暗红，苔白，脉弦。遵医嘱予患者肿块区刺络拔罐治疗，清除腐肉，减轻疼痛，消肿止痛，拔出黄色脓液及坏死组织约20mL；继续芙蓉膏、铁箍散膏、化毒膏交替外用贴敷治疗，以软坚散结，消炎止痛。3个月后复诊。

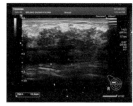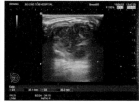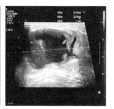

图 3-2 B超结果

【按语】

此患者为浆细胞性乳腺炎。如采用传统治疗方式，药膏外敷，疗程较长；如手术治疗，乳房毁形严重，易复发。现采用刺络拔罐配合中药膏外敷治疗，可较快减轻患者疼痛，缩短病程。

第二节 无痛手法按摩通乳技术

一、概述

无痛手法按摩通乳技术是指医者运用一定的手法直接作用在患者乳房体表，通过疏通乳络，促进乳汁的排出，减少乳汁的淤积，增强局部血液循环，从而能够达到消肿、止痛双重治疗作用的一种中医外治技术。

二、渊源

《医宗金鉴》中把"摸、接、端、提、按、摩、推、拿"列为伤科八法。随着医学的发展，在理论上对按摩的治疗法则和适应证也有较为系统和全面的论述。通法有祛除病邪壅滞之作用。《素问·血气形志》曰："形数惊恐，经络不通，病生于不仁，治之以按摩醪药。"其指出了按摩能治疗经络不通所引起的病证。临床治疗时，手法宜刚柔兼施。如用推、拿、搓法于四肢，则能通调经络，拿肩井则有通气机、行气血之作用，点按背部俞穴可通畅脏腑之气血。《厘正按摩要术》上说："按能通血脉"，又说："按也最能通气"。故凡经络不通之病，宜用通法。在乳痈中使用通法，在古籍中也多有描述。《丹溪治法心要》曰："于初起时，便须忍痛揉令软，气通自可消散。失此不治，必成痈疖。"《外台秘要》曰："疗妇人妒乳、乳痈，诸产生后，宜勤挤乳。"

我院建院后即已开始应用无痛手法按摩通乳技术，已有数十年历史，我院外科名家房士鸿于 20 世纪 70 年代末已著《临床外科手册》一书，其详细记载了我院外科治疗乳腺疾病的方法，其中手法按摩通乳技术对乳痈等疾病的治疗起到十分重要的作用。

三、理论依据

乳痈是由热毒入侵乳房而引起的急性化脓性疾病，相当于西医的急性乳腺炎。在妊娠期发生的名为内吹乳痈，在哺乳期发生的名为外吹乳痈，临床上以外吹乳痈最为常见。在乳痈治疗时采用手法按摩通乳技术，其通过专业科学的手法按摩，刺激泌乳反射的建立，增加乳汁的分泌，达到疏通乳络、排出淤乳、消肿止痛、调和气血、疏肝解郁的作用。

四、无痛手法按摩通乳技术主要功效

运用外科无痛手法按摩通乳技术治疗哺乳期乳腺炎，使患者乳络得通，淤滞乳汁排出，肿块乃消，其热自退；同时亦不影响患者继续哺乳，且无乳房残留肿块等后遗症。乳痈是中医治疗乳腺疾病的优势病种之一，外治法在乳痈初起可有效预防乳房脓肿形成，符合中医"既病防变"思想。

五、适应证与禁忌证

（一）适应证

产后乳汁淤积、急性乳腺炎。

（二）禁忌证

1. 乳房局部皮肤破损（烧伤、烫伤、湿疹）。

2. 乳腺炎脓肿期。

3. 乳腺恶性肿瘤。

4. 隆胸术者。

六、操作规范

（一）评估

1. 核对医嘱。评估患者一般状况、用药史、过敏史。

2. 评估乳房情况：有无红、肿、热、痛，乳头有无扁平或凹陷、皲裂、瘢痕。

3. 评估患者心理状态：有无焦虑、抑郁、恐惧等不良心理状态。

4. 评估患者健康知识：哺乳姿势，对无痛手法按摩通乳技术的认知程度。

5. 评估治疗室环境：室温 22 ~ 24℃，相对湿度 50% ~ 60%，环境整洁、安静、舒适、安全、光线良好，注意隐蔽性。

（二）物品准备

口罩、手套、帽子、棉签、75% 酒精、蛋黄油、隔离衣、无菌纱布、治疗记录单、脸盆（内盛少量 40 ～ 45℃温水）、治疗巾、屏风。

（三）操作方法

1. 核对医嘱，评估患者，做好解释，调节病室温度。

2. 备齐用物，携至床旁，屏风遮挡产妇。

3. 操作者洗手，戴口罩，穿隔离衣。

4. 患者坐位或仰卧位，充分显露乳房，注意保暖，乳房松弛自然下垂，全身放松。

5. 将治疗巾铺垫于乳房下，脸盆盛温水，用温水润滑乳房、乳晕，棉签蘸温水清洁乳头。

6. 挤压乳晕深部输乳管管窦扩张处，从乳晕边缘向乳头根部方向进行挤压，并提拉乳头，反复进行，直至乳晕松软，可见较明显乳汁喷射。

7. 乳腺无病变区域按摩。

疏通乳络：由四周向乳头呈放射状排乳。双手除拇指外四指并拢，双手交替，乳腺远端向乳头、乳晕、环乳房顺序推送。直至乳管形成乳喷、乳腺积乳排出、腺体均匀松软为止。排乳过程中按摩膻中、乳根、乳中穴。

8. 步骤 6、7 可交替重复。

9. 乳腺病变区域按摩（无化脓期）：手掌心按压肿物，顺时针推，使固着于乳管内壁的乳凝块松动，以利其排出。根据肿块大小、患者耐受程度，采用推法及抹法相结合的推拿手法，按摩远端产生正压推力，由乳腺远端向乳头、乳晕推送。根据肿物情况可分区域进行推抹手法操作。以乳管分泌物排出、肿块范围逐步缩小、软化为度。

10. 单侧无痛手法按摩通乳操作时间为 10 分钟左右。

11. 操作完毕，协助患者着衣，用过物品妥善放置。

12. 记录治疗时间、部位及患者情况，操作者签字。

七、注意事项

1. 按压乳晕的手指不应有滑动或摩擦的动作。

2. 不要过度挤压乳头，单侧持续时间应不超过 20 分钟。

3. 排出积乳时应观察有无脓性分泌物、固态奶栓等。

4. 注意力度，由轻到重，以患者能接受为度。手法不当，可导致脓肿扩散、病情加重。

5. 乳房按摩时间不宜过久，长久刺激会导致乳管痉挛、水肿加重，病情恶化。

6. 随时观察患者情况，若感到不适，应立即停止，通知医生，协助患者卧床休息。

八、健康教育

1. 按需哺乳，尽量排空乳汁；保持乳头乳晕清洁。

2. 患者忌腥发、辛辣之物，禁峻补。

3. 穿宽松哺乳内衣。

4. 保持良好心情，多与家属亲友沟通。

5. 宜进食通络食物，如丝瓜、红豆、茭白等。

九、应用无痛手法按摩通乳技术常见疾病健康处方

乳痈病

1. 生活起居

（1）保持乳汁通畅。哺乳时尽量将乳汁吸尽，如吸不尽，

可用吸乳器或按摩挤出，以使乳汁尽量排空，避免婴儿含乳而睡。

（2）避免穿过紧的上衣、文胸，钢托文胸。

（3）穴位按摩膻中、乳中、乳根穴；每日按摩 1～2 次，每次 3～5 分钟。

（4）保持良好情绪，充足睡眠。家属多与产妇沟通，建立母乳喂养信心。

2. 饮食调护

（1）进食优质蛋白、富含维生素食物，如丝瓜、黄瓜、藕、番茄等活血通络食品。

（2）每日饮水 3000mL 以上。

3. 用药指导（中药外敷）

药品准备：芙蓉膏（院内制剂）。

（1）取 3 块纱布打开叠放成 6 层。

（2）纱布取中剪一豁口（偏口型或中央型）。

（3）涂药膏厚度为 1.8mm 约 1 元钱硬币厚；涂抹面积大于疼痛、肿块面积。

（4）敷于肿块处，胶布固定。

（5）每 12 小时更换一次。哺乳时取掉芙蓉膏药纱布，清洁皮肤后进行哺乳。

4. 功能锻炼与康复　适当运动，可进行八段锦及太极拳练习。

5. 自我管理

（1）按需喂养。

（2）吸奶间隔不要超过 6h，每次吸奶器使用时间不超过 15 分钟。

十、典型病例

（一）病案一

【关键词】产后发热；乳腺疼痛；无痛手法按摩通乳技术

患者王某，女性，29岁，主因"产后9个月，左乳结块肿胀疼痛3天，伴发热"于2019年5月6日就诊乳腺门诊。

【评估】

1. 现病史 产后9个月，左乳结块肿胀疼痛3天，伴发热39℃，VAS疼痛评分6分。

2. 既往史 体健。

3. 实验室检查 乳腺及引流区淋巴结B超回报：哺乳期乳腺，双乳腺体组织回声增强，导管扩张。右乳可见多个片状稍高回声区，边界欠规则，包膜感不明显，内可见少量血流信号，大者位于外上，约5.1cm×2.0cm。左乳外上可见片状回声欠均匀，边界不清，无明显包膜感，约4.8cm×1.9cm，内部可见少量血流信号（图3-3）。双腋下未见异常肿大淋巴结。

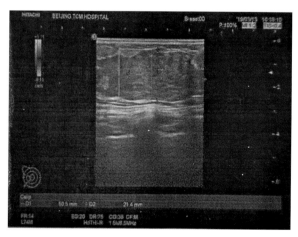

图3-3 B超结果

【主要诊断】

中医诊断：乳痈症　中医辨证：肝胃郁热证

西医诊断：1.乳头炎

　　　　　2.阻塞性乳腺炎（淤积性）

【护理问题】

1. 疼痛　与乳汁淤积肿块有关。

2. 发热　与乳汁淤积有关。

3. 焦虑　与不能哺乳宝宝有关。

【护理过程】

2019-5-6

患者左乳结块肿胀疼痛 3 天，伴高热，VAS 疼痛评分 6 分。遵医嘱予中药超声药物透入治疗及脉冲短波治疗各 10 分钟，消炎止痛、疏通乳络治疗。再给予无痛手法按摩通乳技术，左右乳手法通乳各 10 分钟后，左右乳乳喷良好，左乳肿块消散，治疗后 VAS 疼痛评分 2 分。测体温 38.5℃。指导患者按需哺乳，38.5℃以下可进行母乳喂养。哺乳期每日饮水 2500mL，宜食清淡、易消化、富含优质蛋白质之品，如丝瓜、牛肉、茭白等；忌食猪蹄汤等肥甘厚腻食物。告知患者芙蓉膏外敷注意事项，嘱其畅情志，保持良好睡眠。

2019-5-7

患者复诊诉左乳结块肿胀疼痛较前减轻，VAS 疼痛评分 2 分。体温 36.8℃。乳汁通畅。遵医嘱芙蓉膏外敷治疗。

【效果评价】

患者"产后 9 个月，左乳结块肿胀疼痛 3 天，伴发热"，经 2 次中药超声药物透入、无痛手法按摩通乳和局部外敷芙蓉膏治疗，患者乳汁通畅，VAS 疼痛评分由 6 分降至 2 分，体温恢复正常。

【按语】

针对哺乳期乳腺炎患者，运用无痛手法按摩通乳技术治疗使患者乳络得通，淤滞乳汁排出，肿块乃消，其热自退；同时不影响患者继续哺乳，且无乳房残留肿块等后遗症。乳痈初起采用此项技术可有效预防乳房脓肿形成，符合中医"既病防变"思想。加以局部芙蓉膏外敷，可散结止痛，治疗效果显著。

（二）病案二

【关键词】 疼痛；发热；无痛手法按摩通乳技术

患者张某，女性，30 岁，主因"产后 5 个月，右乳结块肿胀疼痛 1 天，伴昨晚发热"于 2019 年 7 月 6 日就诊乳腺门诊。

【评估】

1. 现病史 产后 5 个月，右乳结块肿胀疼痛 1 天，伴昨晚发热 37.6℃，VAS 疼痛评分 5 分。

2. 既往史 体健。

3. 实验室检查 乳腺及引流区淋巴结 B 超回报：哺乳期乳腺，双乳腺体呈哺乳期改变。右乳外下象限可见范围 4.4cm×2.5cm 片状低回声区，形状不规则，内未见明显液化区，内部及周边可见血流信号（图 3-4）。左乳未见明显占位。

【主要诊断】

中医诊断：乳痈症 中医辨证：肝郁气滞证

西医诊断：1. 乳头炎

　　　　　　2. 阻塞性乳腺炎（淤积性）

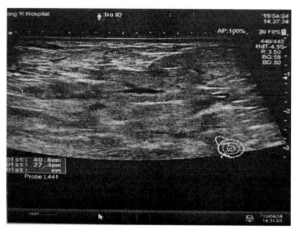

图 3-4　B 超结果

【护理问题】

1. 疼痛　与乳汁淤积肿块有关。

2. 发热　与乳汁淤积有关。

3. 焦虑　与家人不关爱自己、睡眠不足有关。

【护理过程】

2019-7-6

患者右乳结块肿胀疼痛 1 天，伴发热 37.6℃，VAS 疼痛评分 5 分。遵医嘱予中药超声药物透入治疗及脉冲短波治疗各 10 分钟，消炎止痛、疏通乳络治疗。再给予无痛手法按摩通乳技术，右乳手法通乳 10 分钟后，乳喷良好，肿块消散，疼痛评分 1 分。指导患者按需哺乳，哺乳期每日饮水 2500mL，宜食清淡、易消化、富含优质蛋白质之品，如丝瓜、牛肉、茭白等；忌食猪蹄汤等肥甘厚腻食物。告知患者芙蓉膏外敷注意事项；嘱其畅情志，保持良好睡眠；体温高于 37.5℃时予清热解毒汤剂口服，每日一袋。

2019-7-7

患者复诊诉右乳结块肿胀疼痛较前减轻，VAS 疼痛评分 1 分。体温 36.8℃。乳汁通畅。遵医嘱芙蓉膏外敷。

【效果评价】

患者产后 5 个月，右乳结块肿胀疼痛 1 天，伴就诊前一晚发热。经无痛手法按摩通乳技术治疗后乳汁通畅，疼痛较前减轻，疼痛评分由 5 分降至 1 分，次日复诊体温正常，乳汁通畅。

【按语】

无痛手法通乳技术可直接施治于患者乳房体表，疏通乳络，促进乳汁排出，减少乳汁淤积，增强局部血液循环，从而达到消肿、止痛双重治疗作用。在此技术操作后，再外敷芙蓉膏可加强清热解毒、活血消肿之功效，快速缓解患者乳房肿胀、疼痛症状，较传统通乳法疗效更佳。

第三节　乳腺中药湿热敷技术

一、概述

乳腺中药湿热敷技术是中医传统外治法"熨法"的改良，是用湿热之力，使药物通过体表毛窍透入血脉、乳腺腺体，从而达到温经通络、活血行气、散热镇痛、祛瘀消肿等作用的一种外治方法。

二、渊源

中医治病历来认为，中药外用与内服并重，中医经典论著《理瀹骈文》云："外治之理，即内治之理；外治之药，即内治之药，所异者，法尔！"

中药湿热敷源于《黄帝内经》之"熨"法，为"熨"法的改良和延伸。中医学应用热敷法治疗疾病已有两千多年的历史，《黄帝内经》记载："善治者治皮毛，其次治肌肤，其次治筋脉……"在中医传统疗法中多有"渍渍""熏蒸""药浴"等治疗方法的记载，其通过中药成分经皮肤的渗透吸收，使药力直达病灶，驱邪外出。热敷止痛法见于《外台秘要》，即在未破皮之软组织损伤处用药物进行热敷，藉以达到散瘀消肿、活络止痛的目的。《验方新编》提到乳内结核肿痛，寒热交作，可外用葱白切碎炒热敷乳上，配合内服汤药进行治疗。《肘后方》中提到的乳汁积蓄而致乳房胀硬掣痛，有破溃者可用鹿角散外敷于患处。

我院应用的乳腺中药湿热敷技术参照了传统的"渍渍"治疗。操作时取适量中药粉用中药液调和成糊状均匀涂抹于病灶处，上覆浸有药液的纱布和加热后的蜡疗袋，利用蜡疗袋加热后的热量和草药渣散发出的水蒸气作用于治疗部位，使药力直达病所。此技术主要用于治疗乳腺增生、周期性乳痛症、非周期性乳痛症等乳房疼痛类疾病，浆细胞性乳腺炎、肉芽肿性乳腺炎肿块期、乳腺良性结节等乳腺炎性疾病。使用药物为北京中医医院改良消化膏配方，消化膏原为北京中医医院院内处方，是赵炳南、王玉章老先生治疗乳腺增生症的常用方，具有温筋通络、活血化瘀、散寒止痛等作用，临床使用数十年，屡获良效。20世纪80年代已有临床报道及相关实验研究，后作为适宜技术进行广泛推广，已在全国至少数十家医疗机构中得到应用。

三、理论依据

中药湿热敷技术是中医传统外治法"热熨法"的改良，是将中药加热后在人体局部或一定穴位，利用温热之力，将药性通过体表毛窍透入经络、血脉。主要作用是"中药＋透热"，湿热敷利用蜡疗袋加热后的热量和草药渣散发出的水蒸气作用于治疗部位，使相应部位的体表毛细血管网充分扩张、开放，而且使药物始终保持湿润状态，有利于药物的透皮吸收，从而使药物的作用更加突出、持久。湿热敷疗法还可加快清除疼痛部位的代谢废物、炎性渗出物及致痛物质，从而使疼痛得到缓解，达到温经通络、活血行气、散热止痛、祛瘀消肿等作用。

四、适应证与禁忌证

（一）适应证

主要适用于乳腺增生、周期性乳痛症、非周期性乳痛症等乳房疼痛类疾病；乳腺炎性疾病，如浆细胞性乳腺炎、肉芽肿性乳腺炎肿块期（局部无炎症表现，超声下无脓肿形成）等；乳腺良性结节。

（二）禁忌证

1. 怀孕及哺乳期妇女禁用。
2. 对该项治疗中所含药物过敏者禁用。

五、操作规范

（一）评估

1. 病室环境，温度适宜。

2. 主要症状、既往史及药物过敏史。

3. 对热的耐受程度。

4. 局部皮肤情况。

（二）物品准备

1. 蜡疗袋、无纺布、中药液、中药粉、调药杯、药粉刷，必要时备中单、屏风等。

2. 改良消化膏药物组成：红花、天南星、黑附片、肉桂、白芥子、麻黄、法半夏、姜炭等。

3. 中药粉制备：检查湿热敷药物饮片名称及质量、数量，核对无误后用粉碎机进行粉碎，将药粉过 50 目筛，不断清除粗粉加入原粉，过筛后将剩余粗粉继续粉碎、过筛，直至筛完。

4. 中药液制备：将 1 剂湿热敷药物装入无纺布袋封口后放入 200 ～ 400mL 冷水中，浸泡 30 分钟，如需要更多药液，则按 1 剂药配 200 ～ 400mL 水的比例进行煎煮。一般用武火迅速煮沸，改用文火维持 10 ～ 15 分钟，每剂中药宜煎煮两次或三次；药料应当充分煎透，做到无糊状块、无白心、无硬心。药液煎好后放置于 75℃恒温箱中备用。

（三）操作方法

1. 双人核对医嘱，评估患者，做好解释。

2. 备齐用物，携至床旁。取仰卧位，暴露双乳。

3. 取适量中药粉用中药液调和成糊状，无纺布平铺于双乳上，将糊状药粉均匀涂抹于病灶处（乳痛症患者涂满双乳，乳房炎症患者涂于病变处），再将多出的无纺布折叠覆盖于药粉之上。

4.将另一无纺布浸于 75℃中药液中，将其拧至不滴水即可，敷于第一块无纺布上。

5.将蜡疗袋加热至 55 ~ 60℃后放置于患乳上，以保持湿度及温度，观察患者皮肤反应，询问患者的感受，注意防止烫伤，如患者自觉温度较高可用治疗巾包裹蜡疗袋后再放置于患乳上。

6.操作完毕，清洁皮肤，协助患者取舒适体位。

7.记录治疗时间、部位及患者情况，操作者签字。

（四）告知

1.湿热敷时间为 20 ~ 40 分钟，根据患者情况可适当延长至 1 小时。初次治疗 20 分钟。治疗频率为每日 1 ~ 2 次，30 天为一个疗程。

2.若皮肤感觉不适，如过热、瘙痒等，及时告知护士。

3.中药可致皮肤着色，停药后可逐渐好转。

六、注意事项

1.外伤后患处有伤口、皮肤急性传染病等忌用中药湿热敷技术。

2.湿敷液应现配现用，注意药液温度，防止烫伤。

3.治疗过程中观察局部皮肤反应，如出现水疱、痒痛或破溃等症状时，立即停止治疗，报告医师。

4.注意保护患者隐私并保暖。

七、乳腺中药湿热敷技术健康处方

乳腺结节、乳房疼痛

1.选择舒适的胸罩，可防止乳房下垂，防止受压迫的乳腺组织进一步受到压迫，影响淋巴及血液的回流。

2. 不要随意增加雌激素的摄入。

3. 控制体重，防止肥胖，有助于缓解乳房疼痛。

4. 不喝咖啡，戒除咖啡的女性乳房痛症可明显改善。

5. 保持愉悦的心情。

八、典型病例

（一）病案一

【关键词】乳腺结节；疼痛；中药湿热敷技术

患者刘某，女，47岁，主因双乳多发结节，于2019年5月13日来我院乳腺科门诊就诊。

【评估】

1. 现病史　乳腺及引流区淋巴结B超示：双侧乳腺体组织回声欠均匀。双乳可见多个实性及囊性结节，左侧大的结节约0.6cm×0.4cm，位于内上10点。右侧大的结节约0.4cm×0.3cm，位于外上10点，边界清。双腋下未见异常肿大淋巴结。双乳结节，BI-RADS（超声提示风险的分级）三级。

2. 既往史　无。

【主要诊断】

中医诊断：乳癖病　中医辨证：气滞血瘀证

西医诊断：乳房结节

【护理问题】

1. 疼痛　与乳房结节肿物有关。

2. 焦虑　与对疾病担心有关。

3. 知识缺乏　与缺乏疾病相关知识有关。

【护理过程】

2019-5-13

患者于我院乳腺科门诊就诊，查体双乳对称，皮温皮色正常，双乳头无凹陷及溢液。患者诉双乳房疼痛，VAS疼痛评分8分，属重度疼痛；患者情绪焦虑。遵医嘱行中药湿热敷法、穴位贴敷治疗，同时向患者进行健康宣教，介绍相关疾病及治疗知识，以消除患者紧张焦虑情绪。

2019-6-28

患者于我院乳腺科门诊经过连续一个疗程30次的湿热敷治疗后，自诉疼痛明显减轻，VAS疼痛评分1分，情绪明显好转，睡眠好，进食正常。外院复查B超提示结节明显变小（图3-5）。

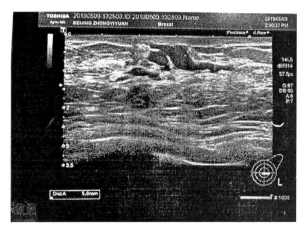

图3-5　B超结果

【按语】

湿热敷疗法可加快清除疼痛部位的代谢废物、炎性渗出物及致痛物质，从而使疼痛得到缓解，达到温经通络、活血行气、散热止痛、祛瘀消肿等作用。中医外治法中的湿热敷结合消化膏贴敷能有效治疗中、重度乳痛症。

（二）病案二

【关键词】乳腺增生；疼痛；中药湿热敷技术

患者修某，女，38岁，主因双乳胀痛，于2019年2月19日来我院乳腺科门诊就诊。

【评估】

1. 现病史　患者月经前双乳胀痛，生气后加重，平素情绪急躁、易怒。舌形瘦小，舌质干，舌色略红，脉弦。乳腺及引流区淋巴结 B 超示：双侧乳腺体组织结构紊乱，回声欠均匀，导管扩张，右侧最宽位于外上，约 0.57cm，左侧最宽位于外下，约 0.49cm。腺体内未见明显占位。双侧腋下未及明显异常肿大淋巴结。

2. 既往史　无。

【主要诊断】

中医诊断：乳癖病　　中医辨证：肝郁气滞证

西医诊断：乳痛症

【护理问题】

1. 疼痛　与乳腺导管扩张有关。

2. 焦虑　与担心疾病有关。

3. 知识缺乏　与缺乏疾病相关知识有关。

【护理过程】

2019-2-19

患者于我院乳腺科门诊就诊，查体：双乳对称，皮温皮色正常，双乳头无凹陷及溢液。患者自诉月经周期紊乱，经前期双乳房剧烈疼痛，不可触摸，VAS 疼痛评分 9 分，属重度疼痛，患者情绪焦虑，睡眠差。遵医嘱行中药湿热敷技术、穴位贴敷治疗，同时向患者进行健康宣教，介绍相关疾病及治疗知识，消除其紧张焦虑情绪，嘱其保持情绪舒畅，清淡饮食。

2019-4-17

患者于我院乳腺科门诊复查，经过连续一个疗程 30 次的湿热敷治疗后，患者自诉月经期前的疼痛明显减轻，睡眠好转，VAS 疼痛评分 2 分，情绪明显好转，睡眠好，进食正常。B 超结果见图 3-6。

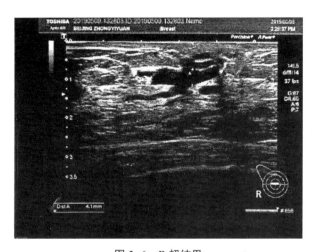

图 3-6　B 超结果

【按语】

中药湿热敷技术结合了热疗和药疗两种方案的优点，热疗可扩张血管，改善代谢，促进炎性因子的吸收，从而缓解疼痛；同时湿热作用还可增加局部药物的透皮吸收，以助药理作用的发挥，祛邪外出。

第四章 燕京儿科护理名术

第一节 小儿捏积法——冯氏捏积

一、概述

冯氏小儿捏积疗法是以冯氏捏积手法为主，配合内服消积散和外敷化痞膏的一种综合疗法，是以中医的阴阳五行、卫气营血、经络学说为理论，以中医的辨证施治为原则，主要通过捏拿小儿的脊背来治疗疾病的一种方法。

小儿捏积疗法是中医推拿疗法在儿科的具体运用，是小儿推拿疗法的重要组成部分。捏积疗法常用于治疗小儿积滞、疳积，故名"捏积"，同时，因推拿作用的部位在人体的脊柱，故又称为"捏脊疗法"。

本法作用于督脉及膀胱经，具有疏通经络、调和阴阳、健脾理肺、补肾固本、促进气血运行等作用，可缓解小儿食欲不振、消化不良、腹泻、夜啼、疳积、遗尿、多汗等症状。

二、渊源

捏脊疗法肇始于晋唐，《肘后备急方·治卒腹痛方》记载："治卒腹痛方……使病患伏卧……拈取其脊骨皮，深取痛引之，从龟尾至顶乃止，未愈，更为之。"这是关于捏脊疗法比较公认的最早记载，描述了捏脊的操作手法、作用部位、操作力度以及适应证。《外台秘要》中记载："疗小儿夜啼，至明不安寐……又以儿母手掩脐中，亦以摩儿头及脊，验。"这是捏脊在小儿保健中的应用，对捏脊的适应证、手法做了阐述。

宋元时期，由于统治阶级的不重视及封建礼教的约束，使得以手法接触为主的按摩手法受到极大阻碍。

明清时期是按摩术迅速发展的一个鼎盛时期，特别是明朝时期设立按摩专科，为其发展创造了得天独厚的条件，此时按摩术以推拿名义在儿科领域也取得较大突破。其中小儿捏脊因其操作方便、疗效好、见效快，在小儿疾病的治疗上运用广泛，且捏脊疗法的适应证不断拓宽。清代熊应雄所著《小儿推拿广意》中记载："脊骨自下缓缓推上，虽大人可吐也"，清代张筱衫所著《厘正按摩要术》主要阐述儿科疾病的诊断方法、治疗手法、推拿疗法等，有云："推骨节，由项下大椎，直推之龟尾，须蘸葱姜汤推之，治伤寒骨节疼痛"。捏脊疗法从最早的治疗急腹症演变并广泛应用到儿科疾病中，小儿捏脊又进一步发展形成理法完备的治疗体系，形成以推、捏、捻、放、提、揉、按等七种推拿手法为主的"捏脊七法"，也成为独特的推拿学派。

清末至民国时期，推拿按摩逐渐衰退下来，捏脊疗法在理论和手法上亦只是继承明清时期的学说，甚至在国民政府期间曾一度取缔中医，使推拿也处于异常艰难的处境。但由于捏脊疗法具有"简、便、廉、验"的优点，在民间仍有着强大的生命力，因此才得以流传下来。

而近现代时期，捏脊疗法又重新得到重视，被医学工作者广泛运用于临床。捏脊疗法也逐渐深入到百姓心中，拥有越来越强大的群众基础。随着人民生活水平的提高，人们对小儿养育和疾病防治的理念发生了巨大的变化，"外治手段""绿色治疗"已成为家长的普遍要求，人民健康意识不断增强。非药物疗法已经受到越来越多家长的重视和欢迎。

冯氏捏积是北京地区久负盛名的中医特色疗法，在全国也有很强的影响力，传承至今已达180多年的历史。冯泉福教授（1902—1989）是冯氏捏积疗法的第四代传人，从北京中医医院1956年成立后到儿科主持捏积工作室的工作，一直传承、开展冯氏捏积疗法。

三、理论依据

《素问·宝命全形论》曰："人生有形，不离阴阳。"按照中医气血理论来讲，气为阳，血为阴，阳气与阴血在体内形成了一种相互依赖和相互滋生的协调关系。关于气和血的关系，中医还认为气为血之母，气行则血行，气滞则血瘀。冯氏小儿捏积疗法就是根据中医这些基本理论，通过捏拿小儿的脊背，振奋小儿全身的阳气，推动全身的气血运行，达到治疗小儿疾病的目的。就人体的腹背来讲，腹为阴，背为阳，而脊在背部的中央，督脉循脊而过。特定的循行路线决定了督脉具有主统一身阳气的功能，被称为"阳脉之海"。《难经·二十八难》记载："督脉者，起于下极之俞，并于脊里，上至风府，入属于脑"，督脉自上而下，贯通脊背，络肾通脑，再加上人体的经络无处不至的特点，使得督脉可以贯通人体的表里、内外。因此，通过捏拿小儿的脊背，振奋督脉的阳气，就可以推动全身的气血运行，调节全身的阴阳之气，达到治疗疾病的目的。

《灵枢·经脉》曰："膀胱足太阳之脉，起于目内眦……挟脊抵腰中……其支者，从腰中，下挟脊……其支者，从膊内左右别下贯胛，挟脊内，过髀枢"，足太阳膀胱经在背部督脉的两旁，因此在捏拿小儿脊背的同时，足太阳膀胱经也受到了相应的刺激。《素问·骨空论》有"督脉者，起于少腹以下骨中央……其络循阴器合篡间，绕篡后，别绕臀，至少阴与巨阳中络者合"的记载，也描述了督脉、膀胱经循行路线的重叠贯通。足太阳膀胱经为六经之长，分布着与人体内脏关系密切的背部俞穴、肺俞、厥阴俞、心俞、肝俞、胆俞、脾俞、胃俞、三焦俞、肾俞、大肠俞、小肠俞、膀胱俞，联系脏腑组织众多，涉及病症广泛。通过对这些俞穴的良性刺激，不仅可以协调小儿脏腑之间的功能，促进机体的机能活动，还可以通过重点捏拿某些俞穴来治疗相应脏腑的疾病。冯氏小儿捏积具有调阴阳、理气血、和脏腑、通经络的治疗作用，这是通过刺激督脉和膀胱经实现的。

四、主要手法

冯氏捏积手法主要包括推、捏、捻、放、提、揉、按七个核心手法动作，采用二指捏法，晨起空腹或进食2小时后再进行。操作时双手手心朝上，中指、无名指、小指握成空拳状，食指半屈，拇指伸直并对准食指的前半段，从患儿尾椎下的长强穴开始，沿着督脉捏拿至大椎穴，连续捏拿6遍。

(一) 推法

术者用双手的食指第二、三节的背侧紧贴着施术部位的皮肤，自下而上均匀地向前推。

术者手心朝上，双手食指抵在小儿脊骨上向前推动，力量

不可过猛，防止出现滑脱。（图 4-1）

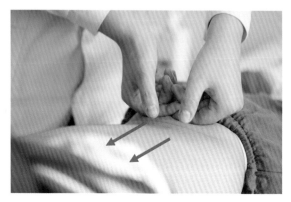

图 4-1　推法

（二）捏法

在推法的基础上，双手拇指与食指合作，将小儿脊背部的皮肤捏拿起来。（图 4-2）

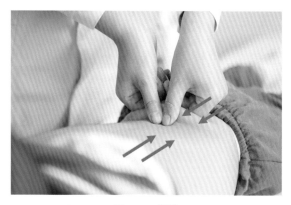

图 4-2　捏法

捏拿皮肤的面积及力量要适中。捏拿面积过大、力量过重，影响施术速度；捏拿面积过小、力量过轻，小儿皮肤容易松脱，刺激性小，影响疗效。

（三）捻法

术者在捏拿小儿脊背部皮肤的基础上，拇指食指交替向前移动，捻动患儿皮肤，类似海浪向前滚动。（图4-3）

双手交替于脊柱正中向前捻动，不偏离督脉。力量均匀适中，中途无停顿、松脱，从长强穴向上操作至大椎穴。

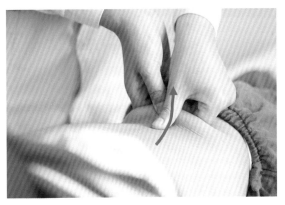

图4-3　捻法

（四）放法

上述推、捏、捻三个手法综合动作之后，随着捏拿部位的向前推进，随捏随放，使小儿皮肤恢复到自然状态。（图4-4）

操作手法娴熟放松，形成边捏边放，边捻边放，不要紧捏不放的节奏感。

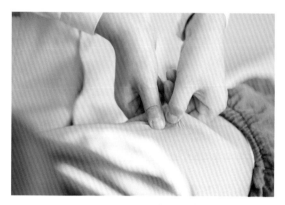

图 4-4　放法

（五）提法

用双手的拇指与食指合作分别将小儿皮肤用较重的力量在捏拿的基础上，向后上方用力提拉一下，加强对背俞穴的刺激。（图 4-5）

提拉力量要因人而异，根据年龄、胖瘦情况采用不同力度。

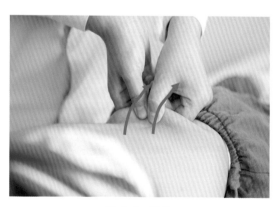

图 4-5　提法

（六）揉、按法

揉按两个手法同时应用，双手的拇指在患儿背部的肾俞穴处，在原处揉动的动作同时施以一定的压力，也就是揉中有按，按中有揉。（图4-6）

拇指向下按压力度适当，揉按配合。

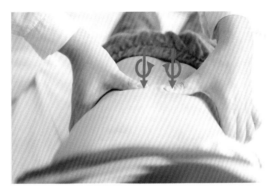

图4-6　揉、按法

五、适应证与禁忌证

（一）适应证

冯氏捏积疗法适应证相当广泛，可用于小儿日常的保健调理，尤以治疗消化系统疾病疗效最佳。本法适用于年龄3个月以上的患儿，伴有小儿厌食、消瘦、生长缓慢、消化不良、食积不化、夜啼夜惊、口渴多汗、烦躁易怒、大便干燥、腹痛腹胀、反复呼吸道感染者。

（二）禁忌证

1.背有疖肿、外伤或某些严重的皮肤病所致的背部皮肤破损者。

2. 患有严重的心脏病，操作时由于小儿哭闹，可能加重病情甚或可能出现意外者。

3. 患有出血性疾病，由于捏拿脊背或因小儿哭闹，可能会加重局部或全身出血倾向者。

4. 正在患有某些急性热性病者。

5. 先天性神经系统发育不全或中枢神经系统损伤所致智力明显低下的患儿，因经络发育不健全或后天经络受损伤，故运用本疗法效果不佳。

六、操作规范

（一）评估

1. 治疗室环境及温度。

2. 主要现病史、既往史、有无发热等。

3. 患儿年龄、体质及对疼痛的耐受程度。

4. 捏积部位的皮肤情况。

5. 对捏积操作的接受程度。

（二）告知

1. 捏积的作用、操作方法，因个体差异，部分患儿在捏积时会感觉疼痛。

2. 捏积后患儿背部可能会出现皮肤潮红，此为正常表现。

3. 捏积操作前后 1 小时尽量不要进食和饮水，以免影响疗效。

（三）操作前准备

1. 尽量选择在早晨小儿空腹时进行捏积操作。

2. 室内温度要适宜，避免受风寒。

3. 施术时应避开室内的桌边、床角，以防患儿撞伤。

（四）基本操作方法

1. 核对医嘱，评估患者，做好解释，调节室温，注意保暖。

2. 患儿置于俯卧位，撩起上衣暴露整个脊背部位。

3. 双手的中指、无名指、小指握成空拳状，食指半屈，拇指伸直并对准食指的前半段，各指要自然。

4. 施术时应从患儿尾椎下的长强穴（实际操作可从尾骨）开始，术者用双手的食指与拇指合作，在食指向前轻推患儿皮肤的基础上与拇指一起将长强穴的皮肤捏拿起来，然后沿着督脉，自下而上，左右两手交替合作，按照推、捏、捻、放的先后顺序，自尾骨向前捏拿至大椎穴。此为捏一遍，如此循环，捏拿六遍。

5. 捏第五遍时，术者根据患儿不同病情及症状，采用"重提"的手法，有针对性地刺激相应的背俞穴以加强疗效。

6. 最后一遍捏积结束后，用双手的拇指腹，揉按肾俞穴数次，结束施术。

7. 重提穴位。

（1）治疗小儿脾胃病，应在脾俞、胃俞、大肠俞施以重提手法。

（2）如兼见情绪不佳，烦躁易怒，夜寐不安，加心俞、肝俞。

（3）兼见多汗，加肾俞、厥阴俞、肺俞。

（4）腹泻，大便夹杂不消化食物者，可加三焦俞。

（5）便秘、口气重，加肺俞、三焦俞。

8. 冯氏捏积疗法以 6 天为一个疗程。每日晨起空腹进行手法操作，捏积 6 遍（第 5 遍开始重提），共治疗 6 天。其中第 4 天晨起空腹口服冯氏消积散，第 5 天捏积操作后脐部贴敷冯氏化痞膏，一般根据患儿年龄贴敷 2 ～ 4 小时，如果未出现过敏可以适当延长但不超过 12 小时。

9. 操作完毕，整理用物、洗手、记录。

七、注意事项

1. 术前施术者要双手温暖、指甲清洁短齐，避免划伤患儿。

2. 捏积场所应宽敞，避开桌边、床角，以避免发生磕碰。

3. 若小儿哭闹剧烈引起呕吐应暂停治疗，进行安抚，待情绪稳定后再行治疗。

4. 部分患者对膏药背衬胶布过敏。患儿贴敷冯氏化痞膏后，如出现贴敷胶布部位皮肤发红、瘙痒，应及时揭除膏药，症状可自行缓解。

八、健康教育

1. 捏积最好在早晨空腹的时候进行，饭后不宜立即捏拿，需休息 2 小时，捏积前勿给小儿进食。

2. 若有出汗要及时擦拭，防止当风受凉。

3. 捏积后 1 小时内最好不要大量进食和饮水，一小时以后宜多饮温开水，加强新陈代谢。

4. 捏积后忌食酸、辣、油腻等刺激性较大的食物及难以消化的食物，禁食芸豆、醋、螃蟹，以及高糖、寒凉食品。

九、小儿积食健康处方

（一）生活起居

饮食、起居有时，保持大便通畅，养成良好的排便习惯。适当运动，每日增加 0.5～1 小时户外运动。为婴儿进行腹部按摩、被动运动，帮助孩子消除积食。

（二）饮食护理

母乳喂养的患儿，乳母应注意饮食清淡，少食肥甘厚腻，并在喂奶时适当缩短时间，以减少患儿后奶进食量，降低脂肪、蛋白质摄入；人工喂养患儿，可适当稀释奶粉，减轻肠胃负担，促进孩子消化功能的恢复。已添加辅食的年长儿，应进食易消化的米粥、面汤、菜汤等食物，增加绿色蔬菜的比例，如芹菜、菠菜等高纤维蔬菜，不吃零食，减少食量，纠正偏食，少吃甜食及生冷、肥腻之物，食品新鲜清洁，不乱服滋补品。多饮水，每天保持饮水量 1000～2000mL。晚餐进食不宜太晚，睡前不再进食。

（三）用药指导

可服用益生菌调节肠道；捏积疗法辅以口服冯氏消积散，外敷冯氏化痞膏可增强疗效。

（四）食疗方

1. 橘皮山楂汁 橘皮 10g，山楂 20g，洗净加水煎，去渣取汁加少量白糖饮用。

2. 芡实莲子粥 芡实 10g，莲子 10g，大米 30g，洗净加水煮，煮熟加少量白糖饮用。适合病后脾虚引起的食积患儿。

（五）自我管理

若小儿超过两天未解大便或出现积食发热，及时通便或就医，可选择捏积、按摩助消化。

十、典型病例

（一）病案一

【关键词】积滞；乳食内积证；冯氏捏积；冯氏消积散；冯氏化痞膏

患者李某，女，6个月，主因"食欲欠佳一周"于2018年11月25日来院就诊。

【评估】

1. **现病史** 患儿平素纳可，一周前因喂食辅食过量，出现呕吐，内有乳块，夜间哭闹不安。不欲乳食，口气酸馊，大便酸臭，松散不成形。家长予小儿消食颗粒，呕吐减少，口气酸馊，夜间仍有哭闹。

2. **查体** 神清，精神可，体温正常，面色红赤，口气酸馊。心肺听诊未见异常。腹部胀满，手足心热。舌红苔黄微厚，指纹紫滞。

【主要诊断】

中医诊断：积滞 中医辨证：乳食内积证

西医诊断：功能性消化不良

【护理过程】

患儿一周前因喂食辅食过量，出现呕吐，夜间哭闹症状，遵医嘱予捏积治疗每日一次。捏积当日，患儿夜间烦闹情况较前好转，口气酸馊不明显，食量增加，手足心仍热，大便成形，腹胀减。捏积后第四日清晨红糖水送服冯氏消积散，当日患儿面色红润，耳赤情况消失，夜间哭闹停止，食欲明显好转，口气消失，大便成形。捏积后第五日患儿精神状态好，诸症基本消失，脐部外敷冯氏化痞膏。捏积第六日巩固治疗一次，病愈。

【按语】

积滞，与西医中的消化不良相近，是因小儿喂养不当，乳食停积于胃肠，脾胃失调所引起的一种常见的小儿脾胃病证。一年四季皆可发病，小儿各年龄组皆可发病，又以婴幼儿多见。主要病因有喂养或辅食添加不当、病后失于调养。《诸病源候论·小儿杂病诸候》有云："小儿食不可过饱，饱则伤脾，脾伤不能磨消于食，令小儿四肢沉重，身体苦热，面黄腹大是也"，可见小儿积滞最常见于饮食过量。

患儿因喂食辅食过量，出现呕吐、夜间哭闹不安，是典型的饮食过量导致食积的情况。中医认为五脏中脾、肺、肾三脏在小儿时期发育不足，功能较弱，饮食失节则易出现食积；西医学观点也指出孩子吃得太饱会加重胃肠道负担，会引发便秘、腹痛、睡眠不安等症状。《医宗金鉴·幼科心法要诀》中记录："夫乳与食，小儿资以养生者也。胃主纳受，脾主运化，乳贵有时，食贵有节，可免积滞之患。若父母过爱，乳食无度，则宿滞不消而疾成矣。"本例患儿即是喂养不当，辅食添加失度，导致患儿气机郁滞，故脘腹胀满；中焦积滞，胃失和降，气逆于上，故乳食不思，食欲不振伴有嗳腐恶心，呕吐酸馊乳食；胃肠不适则夜卧不安，出现烦躁哭闹；腐秽壅积，脾失运化，故大便秽臭；属乳食内积证。

《幼幼集成·食积证治》中记载："夫饮食之积，必用消导。

消者，散其积也；导者，行其气也。脾虚不运则气不流行，气不流行则停滞而为积。或作泻痢，或作痞，以致饮食减少，五脏无所资禀，血气日愈虚衰，因而危困者多矣，故必消而导之……若积因脾虚，不能健运药力者，或消补并行，或补多消少，或先补后消，洁古所谓养正而积自除。故前人破滞削坚之药，必假参术赞助成功。"本病案治法以消乳消食，和中行气，化积导滞为主，捏积疗法配合内服冯氏消积散，外敷冯氏化痞膏，升清降浊，使脾胃气机运转，从而改善积滞症状。

（二）病案二

【关键词】小儿泄泻；伤食；冯氏捏积；冯氏化痞膏

患者王某，男，4岁半，主因"泄泻3天"于2018年8月11日来院就诊。

【评估】

1. 现病史　患儿因过量饮食后出现腹痛，腹泻，大便多为食物残渣，气味酸臭，未见脓血，无发热，恶心欲吐，不欲饮食。自服小儿化食丸后症状无明显缓解，今晨来院就诊。

2. 查体　神清，精神可，体温正常，面红，气粗，口气重。心肺听诊未见异常。腹胀拒按，脉滑数，舌质红，苔黄厚腻。

【主要诊断】

中医诊断：小儿泄泻　中医辨证：伤食泻

西医诊断：泄泻

【护理过程】

患儿因过量饮食出现腹痛、腹泻，为伤食泻，遵医嘱予每日捏积治疗一次。患儿捏积后次日大便渐成形，酸臭味减少，腹胀减轻，食欲好转。捏积后第五日患儿食欲明显增加，脐部外敷冯氏化痞膏。捏积第六日巩固治疗一次，病愈。

【按语】

泄泻是指因感受外邪，或被饮食所伤，或情志失调，或脾胃虚弱、脾肾阳虚、中气下陷等原因引起的以大便次数增多，粪便稀溏或泄如水样为主症的病证。小儿泄泻是一种常见的脾胃肠病证，一年四季均可发病，夏秋季湿邪当令，故夏秋季较多见。

患儿饮食过量，停滞于肠胃，致运化失职，湿热内生，升降失调，清浊不分，故而发生泄泻。《景岳全书·泄泻》中即有记载："若饮食失节，起居不时，以致脾胃受伤，则水反为湿，谷反为滞，精华之气不能输化，乃致合污下降而泻痢作矣。"本病案属饮食停滞证，证见烦躁不安，不思饮食，腹痛肠鸣，泻后疼痛减轻，泻下粪便气味酸腐，夹有不消化之物，如奶瓣、食物。治法以运脾化湿、消食导滞为主。运用冯氏捏积手法，升提阳气，健脾化湿，并据通因通用的原则，因势利导推荡积滞，调畅气机，祛邪安正，达到分清泌浊、恢复脾胃功能的目的。此病案为腹泻，因此在捏积第四日未给予具有通下作用的小儿消积散内服，根据通因通用原则，捏积后第五日予少量冯氏化痞膏脐部外敷以导滞化湿。

（三）病案三

【关键词】便秘；冯氏捏积；冯氏消积散；冯氏化痞膏

患者刘某，男，5岁，主因"便秘半年"于2019年1月16日来院就诊。

【评估】

1.现病史　患儿近半年来大便秘结，排便困难，燥结如球。

短则三日多则一周，偶有肛裂，需用开塞露方能通便。口中酸臭，手足心热，食欲不振，夜卧不安，睡觉磨牙。

2. 查体　神清，面色萎黄，下眼睑颜色暗黄，体温正常，口气重。心肺听诊未见异常。腹部胀满，脉滑，舌质红，苔厚腻。

【主要诊断】

中医诊断：便秘　中医辨证：脾失健运证

西医诊断：便秘

【护理过程】

患儿大便秘结，排便困难半年余，给予捏积每日一次。第四天开始给予冯氏消积散口服，第五天清晨在患儿肚脐处贴敷冯氏化痞膏。一疗程后，患儿大便较前好转，3～5日一行，大便干硬，停用开塞露，精神状态较前好转，食欲增加不显著。一周后复诊，给予同上治疗6天，治疗后大便硬结消失，偏粗，大便2～3日一行，口中异味消失。精神状态及食欲均明显好转。一周后三诊，同上治疗6天，诊后患儿面色明显好转，大便1～2日一次，成形软便，患儿口中异味消失，食欲增加。嘱患儿和家属注意饮食卫生，建议多食高纤维食物，适量增加运动，以观后效。

【按语】

便秘是临床上的常见病证，小儿便秘以大便秘结不通，粪质干硬，排出困难，次数减少，排便时间或/及排便周期延长为临床特征。一年四季均可发病。《兰室秘藏·大便结燥门》有云："若饥饱失节，劳役过度，损伤胃气，及食辛热厚味之物，而助火邪，伏于血中，耗散真阴，津液亏少，故大便燥结。"由此可见，便秘的病因是多方面的。一般情况下，儿童便秘是功能性便秘，是没有器质性病变的。主要原因有外感寒热之邪、内伤饮食、气郁血虚、阴阳气血不足等。

患儿手足心热，食欲不振，夜卧不安，口臭，排便困难半年余，属积滞化热，脾失健运证。病位在大肠，糟粕内停，胃热炽盛，耗伤津液，肠道干涩失润，脾虚传送无力，粪质干燥难于排出，导致便秘。多由喂养不当，饮食不节引发，与小儿生活习惯、饮食起居息息相关。《兰室秘藏·大便结燥门》中记载："大抵治病，必究其源，不可一概用巴豆、牵牛之类下之，损其津液，燥结愈甚，复下复结，极则以至引导于下而不通，遂成不救。"本病案治疗采取冯氏捏积疗法配合内服冯氏消积散，外敷冯氏化痞膏，润肠通导，清热导滞，以达到热清浊降、恢复大肠功能的效果。但本病病程较长，治疗难度大，且易反复，因此在治疗本病时需采取间断多次的疗法治疗，增加患儿粗纤维食物进食量，增加日常活动量，以取得满意效果。

以上三个验案均为消化系统疾病，但病种不一，经冯氏捏积疗法治疗后均有明显疗效。由于病情不一，因此在施术时可灵活掌握。捏积疗法自古至今已有几千年的历史，经过历代医家的临床实践总结，逐步发现其适应证相当广泛，不仅对消化道疾病有明显治疗作用，而且对呼吸系统疾病的防治，及自主神经功能紊乱所引起的疾病都有明显的治疗效果。同时我儿科经过科研证明，本疗法对于脾胃虚弱证型所引起的小儿贫血也有明显的治疗作用。因此，捏积疗法对于我们这样一个地域广阔，人口众多，医疗资源尚不十分充裕的国家来讲是一个值得推广的具有简、便、廉、验特点的治疗方法。

第二节 小儿退热按摩疗法

一、概述

小儿推拿古代称作小儿按摩，是建立在中医学整体观念的基础上，以阴阳五行、脏腑经络等学说为理论指导，运用各种手法作用于小儿肌体，刺激穴位使经络通畅、气血流通，以达到调整脏腑气血功能、治病保健目的一种方法。小儿退热按摩疗法通过调节阴阳、调节脏腑气血、补虚泻实、适其寒温和顺应升降等原理达到退热的目的。

二、渊源

迄今为止，最早的关于小儿推拿的记载见于湖南长沙马王堆出土的现存最早的医学著作《五十二病方》。书中有"匕周婴儿瘈"的记载，即用按摩的刮法治疗小儿惊风。推拿学的理论体系形成于秦汉时代，以我国第一部推拿按摩专著《黄帝岐伯按摩经》为标志。小儿推拿形成于明代，《小儿按摩经》是我国现存最早的小儿推拿专著，标志着小儿推拿体系的建立，收录于明代杨继洲的《针灸大成》中，记载了小儿推拿特定穴位并绘制出穴位图。

《灵枢·刺节真邪》云："大热遍身，狂而妄见、妄闻、妄言，视足阳明及大络取之，虚者补之，血而实者泻之，因其偃卧，居其头前，以两手四指挟按颈动脉，久持之，卷而切，推下至缺盆中，而复止如前，热去乃止，此所谓推而散之者也。"记载了推拿用于退热的手法标准、操作要点。

北宋钱乙总结出小儿的病理生理特点为五脏六腑，成而未全，全而未壮，脏腑柔弱，气血未实，易虚易实、易寒易热。因此，小儿推拿不同于成人推拿，区别为：①小儿推拿手法强调轻快柔和，平稳着实；②小儿推拿穴位系统独特，多数分布于手部，不仅有"点"状穴，还有"线"状穴和"面"状穴；③小儿病症多以外感、伤食多见，故治疗上多以清热、消导为主。

三、理论依据

清代吴鞠通所著《温病条辨·解儿难》云："古称小儿纯阳……非盛阳之谓，小儿稚阳未充，稚阴未长"，指出小儿稚阴稚阳之体平衡阴阳、自御能力较差。宋代《颅囟经》中记载"凡孩子三岁以下，呼为纯阳，元气未散"，小儿为纯阳之体，生长发育迅速，极易发热。作为小儿急症，发热常伴惊风、抽搐，严重的可能危及生命。小儿推拿遵循推拿学的基本规律，核心是手法和腧穴，在充分认识小儿生理规律、病理特点的基础上，运用手法与腧穴指导儿童保健、防治小儿疾病。本法不需要药物，手法直接施于小儿，以刺激所选穴位和经络，达到调节经气阴阳，调节精、气、神的目的，兼有治疗和保健的双重功效，通过激活与调动小儿机体气、血、津液运行，由机体自身而不是药物去改善体内状态，最终达到脏腑组织间的平衡和机体与自然之间的和谐。

四、主要手法

小儿发热分型多见外感发热、肺胃实热、阴虚内热。

（一）外感发热

治则为清热解表，发散外邪。

1. 清热——清肺经

【位置】无名指指腹螺纹面。

【操作】以右手食、中指夹住小儿无名指，用拇指螺纹面贴在小儿无名指螺纹面上做顺时针旋转推动为补，或从指端向指根直推，称补肺经；由小儿无名指根直推向指尖为清，称清肺经（图4-7）。补肺经和清肺经统称推肺经。一般200 ~ 300次。

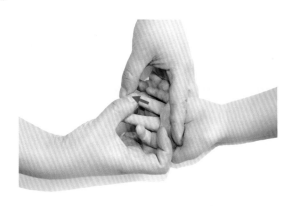

图 4-7　清肺经

【功效】疏风解表，宣肺清热，化痰止咳，补益肺气。

【主治】胸闷，咳嗽，痰喘。

【应用】清肺经常用于感冒、发热、咳嗽、气喘痰鸣等肺经实证、热证，清肺泄热、化痰止咳、平喘。补肺经主要用于治疗咳嗽、气喘、自汗怕冷、易感冒等肺气不足病证。

2. 清热——清天河水

【位置】前臂掌侧正中，腕横纹至肘横纹成一直线。

【操作】采用推法，施术者用指腹从腕横纹推至肘横纹称清天河水（图4-8），一般200～300次。

【功效】清热解表，滋阴泻火除烦。

【应用】本穴性凉，较平和，清热而不伤阴，多用于五心烦热、口燥咽干、口舌生疮、夜啼等症治疗。若感冒发热、头痛、恶心、汗微出、咽痛等外感风热者，常与推攒竹、推坎宫、揉太阳等合用。多用于实热、高热。

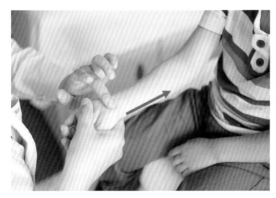

图4-8 清天河水

3.疏风解表——开天门

【位置】眉心至前发际一直线。

【操作】用拇指自下而上地交替直推，称开天门（图4-9）；若推向囟门则称为大开天门，一般50～100次。

【功效】疏风解表，开窍醒神，安神镇惊。

【主治】感冒、头痛、发热、烦躁、惊风等症。多与坎宫、太阳相配合应用。

【注意事项】施术不宜过猛，使皮肤潮红为宜。

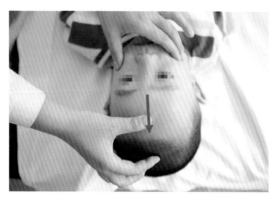

图 4-9　开天门

4. 疏风解表——推坎宫

【位置】自眉心起至眉梢成一横线。

【操作】两拇指自眉头上缘向眉梢做分推，称推坎宫（图4-10），50～100次。

【功效】疏风解表，醒脑明目，止头痛。

【主治】外感发热、头痛、惊风等。

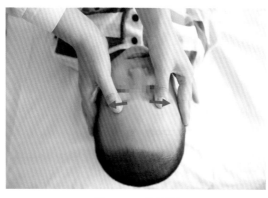

图 4-10　推坎宫

5.疏风解表——运太阳

【位置】眉梢与目外眦连线的中点后方凹陷处。

【操作】两拇指自前向后推称推太阳；用中指揉该穴，为揉太阳，也称运太阳（图4-11）；向眼方向揉为补，向耳方向揉为泻，50～100次。

【功效】推太阳：祛风散寒，醒脑明目。揉太阳：发汗解表，祛风止头痛。

【主治】主要用于外感头痛，发热。

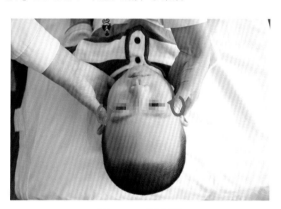

图4-11　运太阳

（二）肺胃实热

治则为理气消食，通便泻火，清热除烦。

1.理气消食——揉板门

【位置】第一掌指关节横纹处经大鱼际最高点到小天心的一条直线。

【操作】用中指或拇指按揉大鱼际肌最高点约1分钟，称按揉板门（图4-12）；用右手拇指甲沿穴位直线掐运50～100次，再按揉板门10余次，称掐运板门。

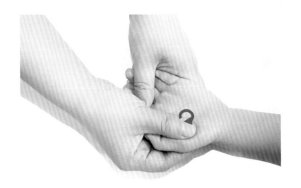

图 4-12　揉板门

【功效】止咳嗽，健脾胃，止吐泻。

【主治】食积腹胀、呕吐腹泻。

【应用】按揉板门化痰止咳平喘，多用于咳嗽、痰多、气促等。掐运板门有调理胃肠气机的作用，能止吐止泻。板门推向横纹（虎口经大鱼际掐运至总筋）：止泻。横纹推向板门（总筋掐运至虎口）：止吐。若吐泻兼作，则两个方向均掐运后加按揉数下。

2. 通便泻火——清大肠

【位置】在食指桡侧缘，由食指尖至虎口的一直线。

【操作】用左手食、中指两指抵住小儿拇指根部，以右手拇指末节桡侧面从小儿食指第一指节正面向上斜行直推至虎口，称清大肠（图 4-13），200 ~ 300 次。

【功效】消积导滞，清利湿热。

【主治】便秘、泄泻、脱肛。

【应用】清大肠常用于湿热积滞肠道所引起的腹痛、腹泻、泻痢、便秘等症。补大肠涩肠固脱，温中止泻，主治虚寒腹痛、泄泻、脱肛。

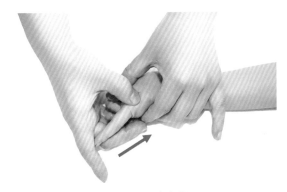

图 4–13 清大肠

3. 疏调理气——揉天枢

【位置】脐旁 2 寸。

【操作】患儿仰卧位。用食、中指端按揉二穴 50 ~ 100 次，称揉天枢（图 4–14）。

【功效】疏调大肠，理气消滞。

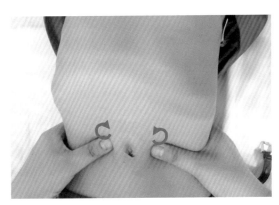

图 4–14 揉天枢

【主治】用治急慢性胃肠炎及消化功能紊乱引起的腹泻、呕吐、食积、腹胀、大便秘结等症，常与摩腹、揉脐、推上七节、揉龟尾等同用。可用中指按脐，食指与无名指各按两侧天枢穴同时揉动。

4. 清热除烦——退六腑

【位置】肘横纹内侧至腕横纹小拇指侧成一直线。

【操作】用拇指或食、中两指腹自肘部向下推向腕部，名退六腑（图4-15），一般200～300次。

【功效】清热凉血，泻火解毒。

【主治】发热多汗。

【应用】本穴性寒凉，主治一切实热病症，脏腑实热之高热烦渴，可单用也可与推三关合用，合用可平衡阴阳，防止大寒大热。

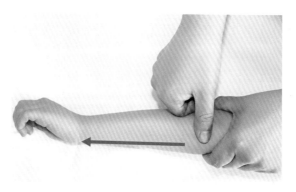

图4-15　退六腑

（三）阴虚内热

治则为滋阴清热。

1. 滋肾养肺——揉上马

【位置】手背四、五掌指关节后凹陷处。

【操作】拇指端揉，称揉上马（图4-16）。

【功效】补肾潜阳，引火归原，行气散结，利尿通淋。

【主治】小便不利，淋证，痰湿，咳喘，牙痛，睡时磨牙，久病体虚，夜啼，气管炎干性啰音等。

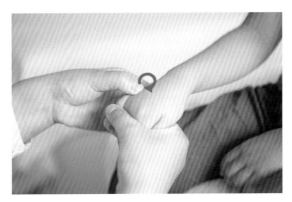

图 4-16　揉上马

2. 清虚热——按揉内劳宫

【位置】掌心处，握拳屈指时中指指尖处。

【操作】用拇指按揉之，称按揉内劳宫（图 4-17），揉 200 ~ 300 次。另内劳宫滴一两滴凉水，并用中指在其周围旋运，同时结合以对其掌心吹凉气（以不超过十八口气为限），称水底捞明月。

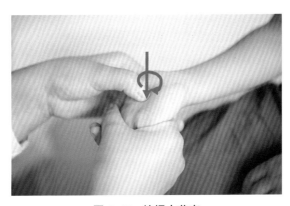

图 4-17　按揉内劳宫

【主治】退热发汗。

【应用】按揉内劳常用于心经有热而致的口舌生疮、发热、烦渴等症及阴虚内热而致的潮热、盗汗等症，对心、肾两经虚热最适宜，常与补肾经、掐二扇门合用。水底捞明月用于各种热证。

3. 滋肾阴退虚热——推擦涌泉

【位置】位于足底部，卷足时足前部凹陷处，约第2、3趾趾缝纹头端与足跟连线的前 1/3 与后 2/3 交点上。

【操作】用食指、中指、无名指三指指腹来回推擦涌泉穴（图 4-18），50 ~ 100 次。

【功效】清热除烦，引火归原，退虚热，止吐止泻。

【主治】五心烦热，久热不退，烦躁不安等阴虚内热之证。

【应用】推擦涌泉可治疗呕吐、腹泻。

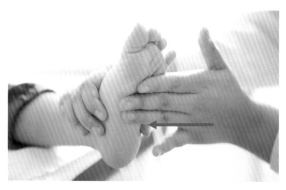

图 4-18　推擦涌泉

五、适应证与禁忌证

（一）适应证

适用于年龄 6 个月以上的患儿，伴有外感发热者。

（二）禁忌证

1. 背有疖肿、外伤或某些严重的皮肤病所致皮肤破损者。

2. 患有严重的心脏病，操作时由于小儿哭闹，可能加重病情甚或可能出现意外者。

3. 患有出血性疾病，由于捏拿脊背或因小儿哭闹，可能会加重局部或全身出血倾向者。

六、操作规范

（一）评估

1. 治疗室环境及温度。

2. 主要现病史、既往史、有无发热等。

3. 患儿年龄、体质及对疼痛的耐受程度。

4. 推拿部位的皮肤情况。

5. 对推拿操作的接受程度。

（二）告知

1. 退热按摩的作用、操作方法，因个体差异，部分患儿在推拿时会感觉疼痛。

2. 挤痧后患儿背部皮肤可能会出现紫红色瘀斑，此为正常表现，数日后可自行消退。

（三）物品准备

滑石粉、刮痧板、刮痧油等。

（四）基本操作方法

1. 核对医嘱，评估患者，做好解释，调节室温。

2. 协助患儿取合理、舒适体位。

3. 操作过程中询问患者的感受。若有不适，应及时调整手法或停止操作，以防发生意外。

4. 基础取穴：开天门、推坎宫、运太阳、揉耳后高骨、分手阴阳、清天河水、清肺经、运内八卦、推脊、拿肩井。

5. 辨证取穴

（1）风热犯表证加揉大椎、曲池、合谷。

（2）风寒束表证加推三关、揉一窝蜂、拿风池。

6. 具体操作

（1）开天门：术者两拇指自眉心交替直推至前发际，推50～100次。

（2）推坎宫：术者用两拇指自眉心沿两侧眉梢做分推，其余四指轻放在头部两侧固定，推50～100次。

（3）运太阳：术者两拇指桡侧向耳方向揉眉梢后太阳穴，运50～100次。

（4）揉耳后高骨：耳后入发际，乳突后缘高骨下凹陷中，术者两拇指推揉，50～100次。

（5）分手阴阳：术者以两手大拇指，从腕横纹中点沿着大横纹，向两侧分推，50～100次。

（6）清天河水：术者一手握患儿手腕，使掌心向上，用另一手食指、中指指面从小儿腕横纹推向肘横纹，推200～300次。

（7）清肺经：术者一手持患儿无名指，另一手拇指螺纹面自无名指掌末节螺纹面由指根向指尖方向推200～300次。

（8）运内八卦：手掌面，以掌心为中心，从中心至中指指根2/3为半径作圆周，术者用拇指螺纹面自乾宫起向坎宫运至兑宫止，运 200 ～ 300 次。

（9）拿肩井：在大椎与肩峰连线之中点，肩部筋肉处，术者用拇指与食指、中指对称用力，提拿 3 ～ 5 次。

（10）推脊：术者用食指、中指指腹沿脊柱自上而下做直推 50 ～ 100 次。

（11）揉大椎：第七颈椎棘突下凹陷处，术者以拇指螺纹面在大椎穴处揉 50 ～ 100 次。

（12）揉曲池：屈肘成直角，当肘弯横纹尽头处，术者以拇指螺纹面在曲池穴处揉 50 ～ 100 次。

（13）揉合谷：在第一、二掌骨之间，当第二掌骨桡侧之中点处，术者以拇指螺纹面在合谷穴处揉 50 ～ 100 次。

（14）推上三关：前臂桡侧，腕横纹（桡侧端也称阳池）至肘横纹桡侧端（曲池穴）成一直线，术者用拇指的桡侧面或食指、中指面自腕推向肘 200 ～ 300 次。

（15）揉一窝蜂：手背腕横纹正中凹陷中，术者左手握患儿左手，使手心向下，小指屈于掌心，以右手拇指左右揉之，揉 50 ～ 100 次。

（16）拿风池：胸锁乳突肌与斜方肌上端之间的凹陷中，术者以拇指与食指、中指对称用力，捏拿 10 ～ 20 次。

7. 常用推拿手法

（1）推法：在儿科应用广泛且多样，常采用指推法或掌推法。指推又可用单指、双指或多指推法；掌推可采用全掌或掌根。双手对称施术因择向不同又可分为分推、合推。

1）指推法：指推法是术者用拇指的螺纹面或拇指的桡侧或食、中两指指面在穴位上做直线推动。

2）分推法：分推法是用指推法的施术姿势，双手合作自穴位向两旁直推或斜线推动。

3）掌推法：掌推法是术者用全掌或掌根在施术部位上做直线或弧线推动，常采用轻力刨状掌推法。

（2）拿法：是术者用拇指与食、中指合作，捏住某一部位或穴位，然后用力向上提捏，因此从手法动作上是捏而提起谓之拿。

（3）揉法：施术时，术者用拇指或中指或多指（食指、中指、无名指）或大、小鱼际或掌根吸定于穴位或部位上做顺时针或逆时针的旋转运动，称揉法。以指施术称指揉；以大、小鱼际施术为鱼际揉；以掌根施术才称掌根揉。

（4）按法：施术时用拇指或中指指面或手掌在选定的穴位或部位上用力向下逐渐按压，称按法。

（5）运法：施术时用拇指或中指的螺旋面在一定的部位上由此及彼做弧形或环形的运动，称运法。

8.刮痧 / 挤痧

（1）刮痧：将刮痧油涂于背部肩胛骨内侧，用刮痧板自风门穴沿膀胱经向下刮至肝俞穴，以微微出痧为度，切不可出痧过重。适用于 3 岁以上患儿。

（2）挤痧：双手拇指、食指相对，于大椎、肺俞、心俞、肝俞等穴位用力挤压，至皮肤出现红色或紫红色痧点，不可过度用力。适用于 3 岁以下患儿。

9.操作完毕，整理用物、洗手、记录。

七、注意事项

1.皮肤发生烧伤、烫伤、擦伤、裂伤及生有疥疮者，局部不宜推拿。

2.某些急性感染性疾病，如蜂窝织炎、骨结核、骨髓炎、丹毒等患者不宜推拿。

3.各种恶性肿瘤、外伤、骨折、关节脱位等患者不宜推拿。

4.某种急性传染病，如急性肝炎、肺结核病等患者不宜推拿。

5.严重心脏病、肝病患者及精神病患者，慎推拿。

八、健康教育

1.小儿过饥、过饱、过度疲劳，均不利于小儿推拿疗效的发挥，推拿前勿给小儿进食。

2.小儿推拿后有出汗现象时，应注意避风，以免感冒。

3.小儿推拿后忌食生冷。

九、小儿发热健康处方

（一）生活起居

提供舒适的降温环境，保持室温在 18 ~ 22℃，保持环境安静、阴凉、空气流通。发热患儿卧床休息为主，衣着要凉爽透气，切忌采用捂被子发汗。汗出患儿及时更换衣物、床单等，以防着凉。

（二）饮食护理

及时补充水分，每天保持饮水量 2000mL，在发热期间选用营养高易消化的流质饮食，如豆浆、藕粉、蛋花汤、去油鸡汤、果泥和菜汤等；体温下降病情好转，可改为半流饮食，如面条、肉末菜末粥、馄饨、银耳羹，配以高蛋白、高热量菜肴，如豆制品、鱼类、蛋黄等以及各种新鲜蔬菜；恢复期可改为普通饮食。

（三）用药指导

疾病诊断明确，但物理降温效果不明显的，可在医生指导下，服用退烧药，目前国内外指南推荐的是布洛芬和对乙酰氨基酚，依据患儿体重遵医嘱服用退烧药。

（四）物理降温法

用湿冷毛巾或冰冷湿毛巾敷于额部，同时用温水湿毛巾揉擦，水温 30℃左右，动作不宜过重。揉擦顺序：侧颈→肩→上臂外侧→前臂外侧→手背；侧胸→腋窝→上臂内侧→肘窝→前臂内侧→手心；颈下肩部→臀部；髋部→下肢外侧→足背；腹股沟→下肢内侧→内踝；臀下→下肢后侧→腘窝→足跟。注意在肘窝、腋窝、颈部、腹股沟的大血管部位要多擦几下，以微红为度，避开头面部、腹部、脚底以及胸前心脏部位，以免引起不良反应。

（五）自我管理

物理、药物降温 30 分钟后复测体温。服用退热药后，若患儿出汗较多，要及时补充水分、更换衣物。持续高热、高热不退者应及时送医院诊治，遵医嘱服药。

十、典型病例

（一）病案一

【关键词】发热；上呼吸道感染；退热推拿

患者王某，女，11 个月，主因"发热 2 天"于 2019 年 2

月 23 日来院就诊。

【评估】

1. 现病史 发热 2 天，最高体温 39.5℃，头痛，鼻塞，流脓涕，无咳嗽，口干，大便日一次，偏干。

2. 查体 神清，精神可，少许头汗，周身无皮疹，咽红肿，双肺呼吸音清，未闻及干湿啰音，心音有力，律齐，无杂音。舌质红，苔薄黄，脉浮数，指纹紫。

3. 辅助检查 血常规：白细胞 $7.58 \times 10^9/L$，单核细胞 13.9%。

【主要诊断】

中医诊断：外感发热 中医辨证：风热证

西医诊断：1. 发热

　　　　　2. 上呼吸道感染

【护理过程】

2019-2-23

患儿发热 2 天，伴头痛，鼻塞，流脓涕。遵医嘱给予手法处方：平肝清肺，清天河水，清六腑，拿肩井。

2019-2-26

家长诉患儿推拿后当日夜间汗多，体温 38℃ 左右，次日晨起体温正常。大便正常。因孩子年龄太小次日未来复诊。今日因患儿纳食仍欠佳，故来院开药和推拿调理脾胃。

【按语】

小儿有脏腑娇嫩、行气未充的生理特点，抗病能力差，容易受外邪影响。而小儿外感时邪和肺、脾二脏的病症较多，故治则上多以清热、消导为主。本例患儿采取了推拿手法：平肝清肺以清热化痰，清天河水以解表祛热，清六腑以通腑泄热，拿肩井以发汗祛风。经治疗患儿次日体温降至正常，症状缓解。

（二）病案二

【关键词】发热；急性上呼吸道感染；退热推拿

患者罗某，女，9 岁，主因"发热 1 日"于 2019 年 1 月 6 日来院就诊。

【评估】

1. 现病史　发热 1 日，最高体温 39.7℃，午后重，咽痛，咽干，咳嗽不明显，食欲不振，恶心呕吐，纳呆便秘。且病前纳多，大便日一行、质干，腹胀。否认食物药物过敏史。体重 30kg。

2. 查体　咽红，双扁桃体二度肿大，双肺未闻及干湿性啰音，心音有力，舌质红，苔黄厚，脉滑数。

【主要诊断】

中医诊断：外感发热　中医辨证：肺胃实热证

西医诊断：1. 发热

　　　　　2. 急性上呼吸道感染

【护理过程】

2019-1-6

遵医嘱予以患儿退热推拿治疗，导滞清热。

手法处方：清胃经，清大肠，平肝清肺，清六腑，逆运内八卦，推四横纹。

2019-1-7

患儿昨日回家后大便一次，味臭量多，至晚间体温正常，今晨起食欲佳，精神好，家长诉给予粥、馒头及青菜，未食肉类食物，继续遵医嘱空腹服用中药汤剂，嘱其家长予患儿清淡饮食，避风寒，多饮水，保持大便通畅。

【按语】

本例患儿病前纳多，大便质干，属食积化热证，肺胃实热型。推拿手法选择清胃经以理中降逆，健脾助运；清大肠以理气消滞；平肝清肺以清肺、肝热，利咽化痰；清六腑以通腑泄热；逆运内八卦以调理气机；推四横纹以消导化积。全方合用起到和中导滞、清热理气作用。

（三）病案三

【关键词】发热；退热推拿

患者吕某，男，4岁，主因"近半月反复发热"于2019年1月2日来院就诊。

【评估】

1.现病史　近半月反复发热，咳嗽，昨晚体温38℃，时有鼻塞，揉鼻，挑食，五心烦热，盗汗，咽干，大便偏干，小便黄。

2.查体　咽不红，双扁桃体不大，双肺未闻及干湿性啰音，心音有力。舌质红苔少，脉细数。

【主要诊断】

中医诊断：发热　中医辨证：阴虚内热证

西医诊断：反复发热（原因待查）

【护理过程】

2019-1-2

遵医嘱予以患儿退热推拿治疗，养阴清热。

手法处方：清补脾，补肾，清板门，清天河水，推涌泉。

2019-1-3

患儿家长诉昨日夜间仍发热37.5℃，今晨起体温正常，但仍咳嗽，有痰，鼻塞有所减轻，纳差，大便可，脉略数，舌红，苔根厚。继续予推拿治疗，手法同前。

2019-1-5

家长诉昨日、今日体温正常，仍咳嗽，有痰，舌质红，苔白，根不厚，脉细，予普通滋阴化痰推拿手法，推拿脾经、肾经、板门穴、天河水穴、涌泉穴。

【按语】

中医认为，感冒是一种外感病，是感受外界风邪所致。本例患儿烦热盗汗，属阴虚发热所致感冒，本病案选取的推拿手法中清天河水有滋阴解表祛热功效，清补脾有消导化滞、健脾和胃的功效，清板门可宽中理气、止咳，补肾有补肾固本的功效，推涌泉可清热滋阴，以上推拿手法均有利于患儿退热。

第三节　小儿穴位贴敷法

一、概述

小儿穴位贴敷法是将中药研末过筛后，加入姜汁、醋、酒等，或呈凝固状的油脂（如凡士林等）制成膏状涂于辅料上，再直接贴敷于腧穴，通过药物透皮吸收、经络穴位传导作用来治疗疾病的一种无创传统中医外治方法，本法以中医经络学说为理论依据。

二、渊源

穴位贴敷疗法萌芽于原始社会，人类用树叶、草茎等的汁液涂敷于伤口来治疗搏斗所致的外伤，以止血、止痛。对穴位贴敷最早的记载见于《五十二病方》，书中有"傅""涂""封安""以蓟印其中颠"的描述，是运用外敷疗法达到消毒、止痛的功效。《灵枢·经筋》有云："足阳明之筋……目不开颊筋有寒，则急，引颊移口；有热则筋弛纵，缓不胜收，故僻。治之以马膏，膏其急者，以白酒和桂，以涂其缓者……"开创了膏药先河，为穴位贴敷奠定了基础。至汉唐时期，贴敷疗法得以进一步发展，如张仲景在《伤寒杂病论》中总结了外敷、熨等外治法，还记载了贴敷方，理、法、方、药齐备，对临床实践有较强的指导作用。孙思邈的《孙真人海上方》中有"小儿夜哭最堪怜，彻夜无眠苦通煎，朱甲末儿脐上贴，悄悄清清自然安"的记载，可见穴位贴敷疗法已广泛地应用于临床。至宋金元时期，外敷疗法不断改进和创新，穴位贴敷疗法得以丰富。王执中的《针灸资生经》中记载："用旱莲草椎碎，置手掌上一夫，当两筋中（间使穴），以古文钱压之，系之以故帛，未久即起泡，谓之天灸。"这种用中药敷贴于穴位使局部皮肤充血、潮红或起泡的天灸疗法将贴敷疗法与腧穴治疗有机结合，对贴敷外治法的发展有很大的促进作用。因其不用艾火而局部皮肤有类似艾灸的反应，故名为天灸。《圣济总录》中有膏剂消除"皮肤蕴蓄之气"的记载，初步阐明了穴位贴敷疗法的机理。穴位贴敷疗法成熟于明清时代。李时珍的《本草纲目》中收录了众多穴位贴敷疗法至今仍在沿用，如吴茱萸贴敷足心治疗口舌生疮、黄连贴敷小儿脚心治疗赤眼。吴师机《理瀹骈文》一书中对疾病的治疗都以膏药薄贴为主，治疗范围包括内、外、妇、儿等诸多疾病。书中还阐述了穴位贴敷外治疗法的中医基础、作用机理，也对贴敷药物和穴位的选择、药物炮制、贴敷时间和疗程等做了详细的记载。近现代以来，穴位贴敷疗法有了很大的发展，得益于大批医家学者对古籍文献的挖掘整理。目前，穴位贴敷疗法被广泛应用于呼吸道疾病的治疗领域，冬病夏治贴敷（伏九贴）被患者广泛接受。

三、理论依据

经络学说是中医学理论体系的重要组成部分。该理论认为经络系统把人体五脏六腑、五官九窍、四肢百骸等全身组织联结成一个统一的、有机的整体，并运行全身精、气、血、津液。腧穴是人体脏腑经络之气于体表输注出入的特殊部位，穴位贴敷以经络学说为基础，将中药制剂贴敷在相应穴位上，依据经络系统与人体内在的联系预防疾病、指导治疗。在进行穴位贴敷治疗时，药物由穴位透皮吸收，再随经脉循行入脏腑，至病所发挥药物作用；此外，药物随经脉输布于全身，可从整体上调节人体阴阳平衡，调节脏腑功能，促进气血运行。

四、穴位贴敷院内制剂

（一）1号贴

【功效】清热凉血。

【主治】便秘、淋巴结炎等。

【位置】膻中穴：两乳头连线中点（图4-19）。

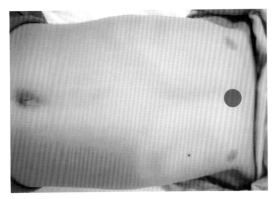

图 4-19　膻中穴

（二）2 号贴

【功效】调理脾胃。

【主治】腹痛、腹泻、厌食、消化不良等。

【位置】神阙穴：脐窝中央（图 4-20）。

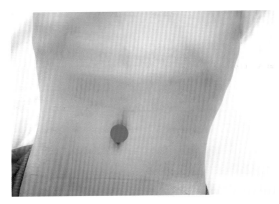

图 4-20　神阙穴

（三）3 号贴

【功效】固肾敛汗。

【主治】遗尿、盗汗等。

【位置】大椎穴：在第一胸椎之上，坐正平肩，低头取之（图4-21）。

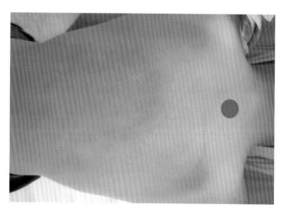

图4-21　大椎穴

（四）咽贴

【功效】清热利咽。

【主治】反复呼吸道感染、鼻炎、咽痛、扁桃体炎等。

【位置】天突穴：胸骨上窝凹陷中（图4-22）。

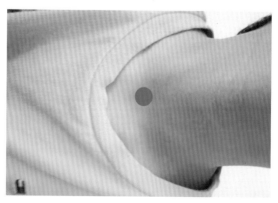

图4-22　天突穴

（五）咳贴

【功效】止咳化痰。

【主治】咳嗽、哮喘等。

【位置】肺俞穴：第3胸椎棘突下，两侧旁开1.5寸（图4-23）。

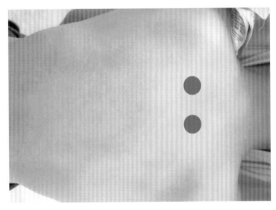

图4-23　肺腧穴

五、适应证与禁忌证

（一）适应证

适用于慢性咳、痰、喘类，及小儿消化系统疾病，如慢性支气管炎、哮喘、便秘等。

（二）禁忌证

咳血、结核病、支气管扩张、过敏体质、瘢痕体质患者慎用。

六、操作规范

(一) 评估

1. 病室环境，温湿度适宜。

2. 主要症状、既往史、药物及敷料过敏史。

3. 敷药部位的皮肤情况。

(二) 告知

1. 穴位贴敷的作用、操作方法。

2. 出现皮肤微红为正常现象，若出现皮肤瘙痒、丘疹、水疱等，应立即取下。

3. 局部贴药后可出现药物、油渍等污染衣物。

4. 外用药物不可口服，儿童需在成人监护下使用。

5. 贴敷 4 小时后由成人取下妥善处理。

(三) 物品准备

治疗盘、穴贴、无菌纱布、0.9% 生理盐水棉球；必要时备屏风、毛毯。

(四) 基本操作方法

1. 核对医嘱，评估患者，做好解释，注意保暖。

2. 备齐用物，携至床旁。根据敷药部位，协助患者取适宜体位，充分暴露患处，必要时屏风遮挡患者。

3. 更换敷料，以 0.9% 生理盐水或温水擦洗皮肤上的药渍，观察创面情况及敷药效果。

4. 将穴贴贴于穴位上，做好固定。为避免药物受热溢出时污染衣物，可以纱布覆盖。

5. 观察患者局部皮肤，询问有无不适感。

6. 操作完毕后协助患者着衣，安排舒适体位。

7. 操作完毕，整理用物、洗手、记录。

七、注意事项

1. 敷贴部位应交替使用，不宜单个部位连续敷贴。

2. 告知患者贴敷时间应不超过 4 小时。

3. 患处有红肿及破溃时不宜敷贴，以免发生化脓性感染。

4. 对于残留在皮肤上的药物不宜采用肥皂或刺激性物品擦洗。

5. 使用敷药后，如出现红疹、瘙痒、水疱等过敏现象，应暂停使用，嘱患者勿触碰、搔抓，并报告医师，配合处理。

八、健康教育

1. 外用药物不可口服，儿童需在成人监护下使用，家长需关注患儿敷料有无松动脱落。

2. 贴敷不应超过 4 小时，三天为一疗程。贴敷期间家长应密切关注贴敷部位皮肤情况，询问患儿有无不适，若出现过敏现象，应立即取下。

九、小儿反复呼吸道感染健康处方

(一) 生活起居

提供舒适的环境，保持室内空气流通，定期开窗通风，保持室温在 18 ～ 22℃，湿度在 50% ～ 60%。在身体状况允许的情况下，小儿应经常进行户外运动，加强体育锻炼，提高对外界环境变化、寒冷等的适应、耐受能力。平时不宜穿衣过多，根据气温及儿童活动情况增减衣物，出汗时应及时擦干并更换衣服被褥。养成勤洗手的习惯，减少在公共场所活动次数和滞留时间，流感季节不去人员密集场所。不与感冒患者密切接触，若家庭成员感冒应予以隔离。

（二）饮食护理

保证日常营养均衡，多进食蔬菜、水果，增加营养摄入；饮食宜清淡少油，可食用稀粥、蛋羹、菜汤等易消化的流质饮食。保证水分摄入，每日饮水 2000mL 以上，可选择鲜榨果汁以增加维生素 C、E 摄入。

（三）用药指导

小儿皮肤娇嫩，穴位贴敷治疗以小于 4 小时为宜，敷贴部位应交替使用，连续贴敷不应超过 3 天。使用后，如出现红疹、瘙痒、水疱等过敏现象，应立即取下暂停使用，及时就医。

（四）穴位选择

最常用的穴位为背俞穴和募穴，如大椎、肺俞、天突、膻中、神阙等。

（五）自我管理

穴位贴敷疗法疗程与疗效呈正相关，坚持贴敷可巩固疗效。穴位贴敷疗法中"冬病夏治、夏病冬治"的三伏贴、三九贴对于本病有较好疗效。

十、典型病例

【关键词】喉痹；上呼吸道感染；穴位贴敷

田某，男，6岁，主因发烧后咽部不适，于2019年9月16日来院就诊。

【评估】

1. 现病史　一周前感冒发热，体温38.3℃，服药热退后，咽干咽痒，服用蓝芩口服液未见效果，无痰，食欲正常，大便偏干。

2. 查体　神清，精神可，周身无皮疹，咽红，双肺呼吸音清，未闻及干湿啰音；心音有力，律齐，无杂音。舌质红，少苔，脉数。

【主要诊断】

中医诊断：喉痹　中医辨证：风热外袭证

西医诊断：1. 咽炎

2. 上呼吸道感染

【护理过程】

2019-9-16

治则：消肿利咽。

贴敷部位：咽贴贴于天突穴，位于胸骨上窝凹陷中（天突穴），告知患儿家属4小时后自行取下。

2019-9-17

患儿咽痒症状有所缓解，仍诉咽干，患儿贴敷部位皮肤完好无皮疹。

治则：疏风清热。

贴敷部位：咽贴贴于大椎穴，位于第一胸椎之上，坐正平肩，低头取之，告知患儿家属 4 小时后自行取下，如出现红疹、瘙痒、水疱等过敏现象，应及时取下并暂停使用。

2019-9-18

家长诉治疗后症状好转，咽部不适明显缓解，患儿贴敷部位皮肤完好无皮疹。继续天突穴、大椎穴交替咽贴贴敷治疗，巩固疗效。

2019-9-21

复诊，患儿咽部不适症状消失，贴敷部位皮肤完好。

【按语】

本例患儿感冒后虽已退热，体温正常，但余热未清，侵袭咽部，致咽干咽痒，持续不适。"穴位所在，主治所及"，大椎、天突与后咽壁和扁桃体对应，咽贴可疏风清热，消肿利咽，肃清咽部邪热。故咽贴贴敷天突、大椎穴有清利咽喉之效。

第五章　燕京外用给药法

第一节　敷药法

一、概述

敷药法，古称敷贴，是将新鲜中药切碎、捣烂，或将中药研成细末，加适量赋形剂调成糊状后，敷布于患处或经穴部位，以达到舒筋活络、去瘀生新、消肿止痛、清热解毒、拔毒排脓作用的一种治疗方法。

二、渊源

敷药疗法历史悠久，源远流长，是中医药学宝库中的瑰宝，亦是中医外治法的重要组成部分。先古人类在长期的生活实践中发现，用一些植物或加热的石块、沙土等，敷于身体某些部位，可以减轻或消除机体的一些病痛，这可能就是敷药疗法的起源。随着人类文字的创造，历代医著及相关书籍中逐渐有了关于敷药疗法的记载。我国现存最早的医方书《五十二病方》中载有用地胆等外敷治病的方法；《灵枢·经脉》载有治筋急的马膏膏法；《周礼·天官》载有外敷药物治疗疮疡的方法；《肘后备急方》载有将生地黄或瓜蒌捣烂外敷治伤等。我国现存最早的外科专著《刘涓子鬼遗方》，全书共收方151首，其中就有6首外敷药方。

清代《理瀹骈文》中记载敷药疗法内容占有很大比重，该书外治理、法、方、药俱全，并提出了"外治之理，即内治之理"的重要论断，治疗范围涉及内、外、妇、儿、五官、皮肤科等疾病。外治法在近现代继续受到重视，尤其是敷药疗法。本着继承与发展的原则，学者们以传统医学与现代科学相结合的方式，广泛开展了敷药疗法的理论与临床研究，使其在临床上广泛发挥效用。

三、理论依据

敷药法可根据病情的性质与阶段的不同，分别使用水、酒、醋、蜜、饴糖、植物油、葱汁、姜汁、茶汁、凡士林等作为赋形剂调制。临床多用蜂蜜或饴糖调制，优点是与皮肤有良好的亲和力，能保持敷药的黏性和湿润度，作用持久。一般以酒调制的，有助行药力、温经散寒之功；以醋调制的，有散瘀解毒、收敛止痛之效；以油或凡士林调制的，有润滑肌肤之效；以葱汁、姜汁、蒜汁调制的，有辛香散邪之功；以菊花汁、银花露、丝瓜汁调制的，有清凉解毒之效。

四、适应证与禁忌证

（一）适应证

1. 凡毒邪散漫不聚或结毒不化均适宜。可用于疖、痈、疽、疔疮、跌打损伤、流注、烫伤、肠痈、静脉炎等。

2. 哮喘、肺痈、高血压病、面瘫、头痛等。

（二）禁忌证

眼部、唇部等处慎用，药物过敏或皮肤易起丘疹、水泡的患者应慎用，妊娠患者禁用。

五、操作规范

（一）评估

1.患者的病情、生命体征、意识状态。

2.患者局部皮肤情况，确定敷药范围。

3.患者有无药物过敏史、是否妊娠。

4.心理状态：情绪反应、心理需求。

5.环境适宜：整洁、宽敞，适合操作。

（二）物品准备

1.捣药或摊药　若敷新鲜中草药，则将草药切碎、捣烂，以研钵研成细末；若敷膏药，则根据患处面积，取大小合适的纱布，用油膏刀或压舌板将药膏均匀地摊在纱布上，厚薄适当，将纱布四周反折。

2.物品准备　治疗单、治疗盘、摊制好的敷药或研好的草药、弯盘、生理盐水棉球、镊子、治疗碗、纱布、胶布或绷带，必要时备毛毯。

（三）操作方法

1.核对医嘱，备齐用物，携至床旁，做好核对及解释工作，取得合作。

2.协助患者取合适体位，暴露敷药部位，注意保暖和遮挡。

3.首次敷药者，必要时用生理盐水棉球清洁局部皮肤；更换敷料者，取下原敷料，用生理盐水棉球擦洗皮肤上的药迹，观察疮面情况及敷药效果。

4. 将摊制好的敷药或研好的新鲜草药准确地敷于患处，以纱布覆盖，胶布固定或用绷带包扎，防止药物受热后溢出而污染衣被。固定或包扎要求美观，松紧度适宜。

5. 操作完毕，协助患者着衣，安排舒适体位，整理床单位，针对性地健康教育。

6. 整理用物，洗手，做好记录并签名。

六、注意事项

1. 敷药摊制的厚薄要均匀，一般以 0.2 ～ 0.3cm 为宜，太薄药力不够，效果差；太厚则浪费药物，且受热后溢出，污染衣被。

2. 对初起有脓头或成脓阶段的肿疡，宜中间留空隙，围敷四周，使邪有出路。

3. 乳痈敷药时，可在敷料上剪孔或剪一缺口，使乳头露出，以免乳汁溢出污染敷料及衣被。

4. 敷药范围应大于患处 1 ～ 2cm，并保持一定的湿度。如药物较干时，应用所需的药汁、酒、醋、水等进行湿润。夏天如以蜂蜜、饴糖作赋形剂时，应加少量苯甲酸钠，防止发酵变质影响疗效。

5. 固定包扎时应松紧适宜。

6. 若敷药部位出现红疹、瘙痒、水泡等过敏现象时，及时停止使用，嘱患者勿自行触碰、搔抓，并报告医师，配合处理。

7. 对胶布过敏者，可选用低敏胶带或用绷带固定贴敷药物。

七、健康教育

1. 敷药后若敷料脱落或包扎松紧不适宜立即告知护士。

2. 若敷药部位出现红疹、瘙痒、水泡等过敏现象时，及时告知护士，勿擅自触碰或搔抓。

3. 敷药时间不宜过长，以免皮肤发生不良反应。

4. 治疗期间饮食清淡，忌食生冷、海鲜、肥甘厚腻及辛辣刺激性的食物。

5. 注意避风保暖，敷药部位尽量避免着水。

八、应用敷药法常见疾病健康处方

（一）乳痈（乳腺炎）

1. 生活起居

（1）保持床单位清洁，保证充足睡眠，避免熬夜。

（2）指导患者按需哺乳，哺乳后要排空剩余乳汁，高热或脓肿形成时停止哺乳，禁止吸奶器排乳。

（3）使用三角巾或宽松的胸罩托起患乳，减少上肢活动。

（4）保持乳房及乳头清洁，如出现乳头皲裂，可用蛋黄油、麻油或橄榄油外涂。

2. 饮食调护

（1）饮食宜以清淡饮食为主，搭配少量蛋白质，如肉、鱼、禽蛋、乳制品及各种杂粮。

（2）气滞热壅证者宜食疏肝理气、通乳消肿的食品，如白萝卜、白菜等。

（3）热毒炽盛证者宜食清热解毒、托里透脓的食品，如马兰头、鲜藕、绿豆、马齿苋等。

（4）正虚毒恋证者宜食益气合营、托毒的食品，如鸡蛋、鱼肉、动物肝脏、豆制品、牛奶等。

（5）限制动物脂肪和糖的摄入量，避免辛辣刺激食物及肥甘厚味，不服用含雌激素的保健品和食品。

3.用药指导

（1）遵医嘱用药，病情变化时，及时专科就诊，勿购买无批号、来源不明确的药物自行治疗。

（2）中药内服宜温服，餐前或餐后半小时服用。

（3）外用敷药时注意敷药时间不宜过久，注意观察皮肤有无不良反应，敷药时注意避开乳头，以免影响排乳。

4.功能锻炼与康复　鼓励患者加强健身和文体活动，可根据年龄及病情，选择适宜的锻炼方式，如散步、八段锦等养生操锻炼。

5.自我管理

（1）勿穿紧身上衣及过紧内衣，注意乳房部位的皮肤清洁干燥。

（2）保持乳头清洁干燥，如有乳头内陷应及时矫正，如有粉刺样分泌物应及时清除，预防感染。

（3）调整心态，避免情绪抑郁，正确面对疾病，积极治疗，可多与家属或他人交流沟通。

（4）加强体育锻炼，提高机体的抗病能力。

（二）阴疮（前庭大腺肿物）

1.生活起居

（1）保持床单位清洁，病室环境适宜，保证充足睡眠，避免熬夜。

（2）健侧卧位休息，减少活动，以防摩擦患处。

（3）保持外阴清洁，使用消毒的卫生纸巾，勤换内裤，宜穿纯棉宽松衣裤。

（4）观察患者疼痛的性质，及时通知医生，做相应的处理，减轻患者疼痛。

（5）观察患处有无破溃，如有破溃及时通知医护人员做相应处理。

2. 饮食调护

（1）宜食清淡易于消化饮食，如新鲜的水果、蔬菜、瘦肉等。

（2）忌食辛辣刺激、温辛大补之品。如牛羊肉、辣椒、榴莲、芒果、荔枝、桂圆等。

3. 用药指导

（1）使用抗生素时注意观察患者有无不良反应，按时用药。

（2）外敷膏药时注意防止药膏污染阴道，注意敷药时间不宜过久，注意观察皮肤有无不良反应。

（3）中药汤剂宜温服，空腹或餐后半小时服用。

4. 功能锻炼与康复

（1）如保守治疗或自行破溃时，应减少活动，以免摩擦患处。

（2）痊愈后可参加适合自己的体育锻炼，增强体质。如慢跑、游泳等。

5. 自我管理

（1）保持情绪舒畅，遇事勿急躁易怒，多与他人交流沟通。

（2）注意休息，勿劳累，清淡易消化饮食，勿食用辛辣刺激、辛温大补之品。

（3）起居有节，不得熬夜，避免过劳。

（三）哮喘

1. 生活起居

（1）保持床单位清洁，保证充足睡眠，避免熬夜。

（2）冬季注意病室阳光充足，温度宜偏暖，避风寒；夏季注意病室凉爽通风。病房定期消毒，做好病房卫生，避免粉尘等诱发因素。

（3）注意加强过敏原识别与规避，及时检测过敏原类别，在日常生活中规避防范。

2. 饮食调护

（1）饮食清淡，在规避过敏原基础上，合理饮食，增加营养。可食用富含维生素的食品，增强免疫力及抵抗力。

（2）避免摄入易引起过敏的食品，如海鲜类，忌食辛辣刺激油腻等刺激之品。

（3）勿食用过咸、过腻、过甜饮食，如巧克力、冰激凌、奶油蛋糕、炸鸡、熏肉等。

3. 用药指导

（1）遵医嘱规范使用控制及治疗药物，不得擅自更改剂量。

（2）按需要使用缓解药物。

（3）外用敷药时注意敷药时间不宜过久，注意观察皮肤有无不良反应。

4. 功能锻炼与康复

（1）可适当增加心肺康复锻炼，如太极拳、八段锦等；可做腹式呼吸、缩唇呼吸和呼吸吐纳功，以提高肺活量，改善呼吸功能。

（2）避免剧烈活动，以免加重病情。

5. 自我管理

（1）起居有节，不得熬夜。

（2）调畅情志，多与他人沟通交流，避免不良情绪刺激。

（3）饮食中注意避免接触过敏原。

（4）生活中尽量避免过敏原，注意保持室内空气新鲜、清洁卫生，避免花粉刺激，不养宠物，勿吸烟，适量运动等。

（5）尽量保持放松状态，避免全身肌肉紧张。

（6）发作期随身携带急救用气雾剂。

九、典型病例

（一）病案一

【关键词】敷药法；乳痈；急性乳腺炎

患者孙某，女性，27 岁，主因"右乳房红肿胀痛 20 余天"于 2017 年 5 月 1 日收入院。

【评估】

1. 现病史　患者 2 个月前右乳头被孩子咬破后乳头皲裂一直未愈，右乳时有乳汁淤积，但自行排乳后均能缓解。2017 年 4 月 5 日右乳出现红肿疼痛，范围约 2cm×3cm，当地医院予蒲地蓝消炎片口服半月，未见明显效果。4 月 23 日右乳红肿加重，遂于当地医院就诊，B 超提示右乳外上象限可见范围约 4.4cm×2.3cm 低回声区，考虑乳腺炎，予氨曲南静点 7 天后症状未缓解。患者于 2017 年 5 月 1 日就诊于我院乳腺门诊，查乳腺 B 超示：右乳外上象限可见范围约 4.8cm×5.7cm 低回声区，右乳炎性包块可能性大。查血常规：WBC $10.77×10^9$/L，为求系统治疗以"急性乳腺炎"收入院。入院症见：右侧乳房红肿疼痛，乳晕周围及右乳外上明显，约 5cm×6cm 大小，皮温高，压痛（+），外上方无波动感，右乳头泌乳欠通畅，无发热恶寒，纳可，眠欠佳，近日因乳房疼痛难以入睡，大小便正常。

2. 既往史　2017 年 1 月当地医院行剖腹产手术。

3. 辅助检查

（2017 年 4 月 23 日当地医院）乳腺 B 超示：哺乳期乳腺，右乳外上象限可见范围约 4.4cm×2.3cm 低回声区，边界欠清晰，乳腺管无扩张，未见血流。超声提示：哺乳期乳腺；右乳异常回声，考虑乳腺炎，建议复查。

（2017 年 5 月 1 日我院）乳腺 B 超检查所见：哺乳期，双侧乳腺腺体组织回声增强，导管扩张，左乳未见明显肿物。右乳外上象限可见范围约 4.8cm×5.7cm 低回声区。诊断意见：右乳炎性包块可能性大。

（2017 年 5 月 1 日我院）全血细胞分析：WBC $10.77×10^9$/L，NEUT% 70.5%。

4. 护理专科检查　T 36.5 ℃；P 78 次 / 分；R 18 次 / 分；BP 120/80mmHg。

患者右侧乳房红肿疼痛，乳晕周围及右乳外上明显，约 5cm×6cm 大小，皮温高，皮色红，压痛（+），内上方无波动感，右乳头泌乳欠通畅。患者跌倒危险评分 15 分，属轻度危险。日常生活能力量表评分 100 分，属生活自理。压疮评分 23 分，属正常。疼痛评分 7 分，属重度疼痛。

【主要诊断】

中医诊断：乳痈　中医辨证：热毒炽盛证

西医诊断：急性乳腺炎

【护理问题】

1.疼痛 与右乳炎症有关。

2.睡眠形态紊乱 与右乳肿痛难忍有关。

3.焦虑 与自我形象紊乱、产后焦虑有关。

【护理过程】

2017-5-1

患者入院后右乳红肿，皮色红，外上象限无波动感，予床旁消毒后用针头将乳头破碎结痂处挑破，可见黄色乳汁自乳管流出，予蛋黄油涂抹乳头皲裂处，促进乳头皲裂愈合。遵医嘱予每日两次口服清热解毒汤药，右乳红肿部位外敷芙蓉膏清热解毒、活血消肿治疗，敷药时避开乳头。定时为患者运用手法排乳助其通乳，嘱患者暂不用吸奶器吸奶。

2017-5-2

患者右侧乳房红肿疼痛，乳晕周围及右乳外上红肿较前好转，皮温稍高，皮色暗红，压痛（＋），右乳头泌乳欠通畅。患者情绪焦虑，对患者进行健康宣教，与患者讲解有关疾病知识，鼓励患者，增加患者信心，缓解患者不良情绪。继续予清热解毒汤药口服，配合芙蓉膏外敷清热解毒、活血消肿治疗，按时手法排乳。嘱患者清淡饮食，忌食辛辣刺激食物及肥甘厚味；保持良好情绪，多与家属沟通交流，避免焦虑情绪。

2017-5-5

患者右乳房疼痛较前明显减轻，乳晕周围及右乳外上红肿范围较前明显缩小，皮温正常，皮色暗红，压痛较前减轻，右乳头泌乳较前通畅。口服中药方面减少了清热解毒利湿之品，增加补益气血、疏通乳络、软坚散结之品。继续予芙蓉膏外敷清热解毒、活血消肿治疗。

2017-5-7

患者右乳肿痛明显减轻，疼痛评分 1 分，红肿范围较前明显缩小，约 1.5cm×2cm，皮温正常，排乳顺畅。复查乳腺 B 超：右乳外侧散在低回声，范围约 1.8cm×2.4cm。遵医嘱当日好转出院。嘱患者出院后继续哺乳，清淡饮食，胀奶时按需排奶，保持心情愉悦，防止乳汁淤积。

出院 2 周后复诊：双乳哺乳期乳腺，双乳表皮无红肿，触诊右乳未及明显肿块，泌乳通畅。

【效果评价】

患者共住院 7 天，应用我科常用护理操作技术进行中医综合治疗，配合给予患者疾病知识、用药知识、饮食护理、心理护理后，患者右乳红肿好转，泌乳通畅，疼痛评分由入院时 7 分降至 1 分，症状改善显著，临床效果满意。

【按语】

西医学观点认为，乳痈是乳房的急性化脓性疾病，相当于西医学的急性化脓性乳腺炎，多发生于产后哺乳期妇女，本病多因乳汁淤积、乳头受损、情志失调、饮食不节引起。淤积的乳汁是细菌生长的良好培养基，有利于病原菌生长繁殖，为发病提供了条件。

中医学中，乳痈是以乳房红肿疼痛，乳汁排出不畅，以致结脓成痈的急性化脓性病证。多发于产后哺乳的产妇，尤其是初产妇更为多见。俗称奶疮。多由肝郁气滞、胃热壅滞、乳汁瘀滞引起乳络闭阻，气血瘀滞，热盛肉腐而成脓。《理瀹骈文》曰："外治之理，即内治之理；外治之药，即内治之药，所异者，法耳！"故中药外敷对于乳房红肿效果显著。

本病案患者主因"右乳房红肿胀痛 20 余天"收入院。中医诊断为乳痈。中医辨证为热毒炽盛证。病因是患者哺乳时乳头破碎，出现外邪乘隙侵入，乳络闭阻，发为乳痈。病机为患者因乳头破碎，外邪乘隙而入，导致邪热蕴结于肝胃之经，闭阻乳络，热盛肉腐而形成脓，舌质红，苔黄腻，脉洪数。本病病位在乳腺，病性属实，证属热毒炽盛证，舌脉为辨证之佐。

治疗方面，患者乳房红肿疼痛，乳汁排出不畅，遵医嘱予我院芙蓉膏外敷以清热解毒、活血消肿治疗，敷药时注意避开乳头处；内服清热解毒、通络散结中药汤剂；与此同时运用手法排乳助患者通乳（图 5-1）。

治疗方案分析：患者因乳头破碎，外邪乘隙而入，导致邪热蕴结于肝胃之经，闭阻乳络。本病属于中医特色优势病种，通过整体、局部辨证，予中药口服以清热解毒，通络散结，予芙蓉膏局部外敷以清热解毒，活血消肿，同时配合手法排乳及心理疏通，使患者病情迅速缓解，炎症消散，出院后可继续哺乳。中医外治法的应用，尤其是我院芙蓉膏外敷在治疗哺乳期乳腺炎中具有显著的优势。

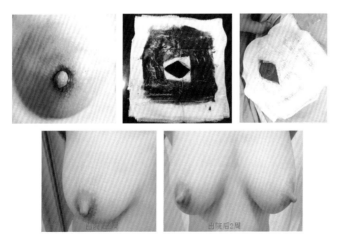

图 5-1　敷药法治疗急性乳腺炎

（二）病案二

【关键词】阴疮病；前庭大腺肿物；疼痛；敷药法

患者马某，女性，42岁，主因"发现外阴肿物4天"于2019年6月19日收入院。

【评估】

1. 现病史　患者4天前进食辛辣之物后发现外阴肿物，直径约3cm，伴红肿、疼痛，行走时尤甚，无分泌物流出。6月17日患者出现发热，最高体温39℃，无恶寒，无咳嗽咳痰，无鼻塞流涕，就诊于我科门诊。妇科检查见：左侧大阴唇中下1/3可见直径约3cm肿物，触痛（＋），波动感轻微，查WBC 16.80×10⁹/L，NEUT% 84.5%，CRP 65.27mg/L。诊断为前庭大腺脓肿，予利复星片0.2g口服Bid抗感染治疗，复方黄连膏外用以清热解毒。服药后患者体温正常，无发热恶寒等不适。现患者外阴肿物较前无明显增大，红肿、疼痛加重，为求进一步治疗由门诊收入院，入院症见：左侧外阴肿物疼痛，活动受限，未见分泌物流出，无带下，无异味及阴痒，无发热恶寒，无头晕心慌，纳眠可，小便可，大便2天未解。

2. 既往史　患者2016年12月28日因"左侧前庭大腺脓肿"于我科行左侧前庭大腺切开引流造口术，术后患者外阴无明显红肿，无脓性分泌物，无明显疼痛。

3. 实验室检查　全血细胞分析：WBC 11.68×10⁹/L，NEUT% 84.6%，ESR 33mm/h。

4. 护理专科检查　T 37.0℃；P 82次/分；R 18次/分；BP 116/75mmHg。

患者左侧大阴唇中下1/3可见直径约3cm肿物，触痛（＋），波动感轻微，主管医生行骨盆内诊过程中外阴肿物破溃，可见淡黄色脓液流出，量约 10mL。患者跌倒危险评分 15 分，属轻度危险。日常生活能力量表评分 90 分，属轻度功能障碍。压疮评分 23 分，属正常。疼痛评分 6 分，属中度疼痛。

【主要诊断】

中医诊断：阴疮病　　中医辨证：湿热下注证

西医诊断：前庭大腺肿物

【护理问题】

1. 有感染的风险　与外阴积脓有关。

2. 疼痛　与外阴脓肿有关。

3. 行走障碍　与外阴肿物疼痛有关。

【护理过程】

2019-6-19

入院后查体可见：患者左侧大阴唇中下 1/3 可见直径约 3cm 肿物，触痛（＋），波动感轻微，活动受限。主管医生予行骨盆内诊过程中外阴肿物破溃，可见淡黄色脓液流出，量约 10mL。疼痛评分 6 分。

查全血细胞分析：WBC 11.68×10^9/L，NEUT% 84.6%，ESR 33mm/h。遵医嘱先予 5% 聚维酮碘稀释后坐浴抗炎治疗，后予定痛膏 + 复方化毒膏外阴部敷药，以消肿散结止痛治疗；静点头孢呋辛钠联合奥硝唑氯化钠注射液抗感染治疗，予龙胆泻肝汤口服以清热利湿，消肿透脓。患者痛感明显，入院后情绪较为焦虑，责任护士为其介绍入院环境、讲解疾病的相关知识，以疏解患者紧张焦虑情绪，积极配合治疗，同时嘱患者饮食宜清淡易消化，多食新鲜水果蔬菜等，忌食辛辣刺激、温辛大补之品。

2019-6-20

患者左侧大阴唇中下 1/3 可见直径约 2.5cm 肿物，触痛明显，波动感轻微，活动受限，未见破溃口，皮温稍高，遵医嘱继续予定痛膏＋复方化毒膏外阴部敷药治疗，以消肿散结止痛；予 5% 聚维酮碘稀释后坐浴抗炎治疗；静点头孢呋辛钠联合奥硝唑氯化钠注射液抗感染治疗；予龙胆泻肝汤口服清热利湿、消肿透脓治疗。

2019-6-23

患者晨起 7：30 自觉外阴有血性分泌物流出，查看患者左侧外阴肿胀、下方可见破溃口，予常规消毒后，挤压伤口，可见大量脓血流出，排净脓血后无菌纱布包扎。遵医嘱继续予定痛膏＋化毒散膏外阴部敷药治疗；予 5% 聚维酮碘稀释后坐浴抗炎治疗；静点注射用头孢呋辛钠联合奥硝唑氯化钠注射液抗感染治疗。

2019-6-25

患者左侧大阴唇中下 1/3 可见直径约 1cm 肿物，较前明显缩小，疼痛较前明显减轻，疼痛评分 1 分，无波动感，局部无红肿，皮温正常，未见破溃口。复查全血细胞分析：WBC 6.97×10^9/L，NEUT% 59.3%，ESR 18mm/h。遵医嘱好转出院。嘱患者出院后避免熬夜，保持良好情绪，清淡饮食，保持外阴清洁，穿宽松透气衣裤。

【效果评价】

患者共住院 7 天，应用我科常用护理操作技术进行中医综合治疗，并在住院期间，配合给予患者生活起居、用药指导、饮食护理、心理护理、疾病相关知识等健康宣教，患者左侧外阴肿物好转，疼痛评分由入院时 6 分降至 1 分，症状改善显著，临床效果满意。

【按语】

西医学认为，本病是由多种内外因素而引起的一种妇科疾病，前庭大腺脓肿位于双侧阴道口下部，而腺管开口于前庭边缘，若其堵塞，腺体继而形成单纯性囊肿，囊肿感染后则形成脓肿，多发于育龄期女性，可根据发病阶段分为前庭大腺囊肿及前庭大腺脓肿，病因为情志郁火，或经期调养不慎，以至湿热下注，邪毒侵蚀。而本病患者体质多为湿热质，如不改善生活习惯、饮食习惯等，复发率较高。因此在临床护理中，应根据患者情况尽可能帮助患者，对患者的工作环境、生活习惯、饮食、嗜好及思想、情绪等做深入的了解。指导患者起居有节，不宜熬夜，保持外阴清洁；饮食清淡，忌食辛辣刺激、温辛大补之品，如牛羊肉、辣椒、榴莲、芒果、荔枝、桂圆等；调畅情志，遇事勿急躁易怒；对患者详细指导外用药物及皮肤的防护知识。

中医学中，《神农本草经》多次述及"阴蚀"，而阴疮则首见于《金匮要略·妇人杂病脉证并治》："少阴脉滑而数者，阴中即生疮。""阴中蚀疮烂者，狼牙汤洗之。"继而宋代则有医家在《三因极一病证方论》中论述阴疮的证候及病机："或痛或痒，如虫行状，淋露脓汁，阴蚀几尽，皆由心神烦郁，胃气虚弱，致气血留滞。"张介宾于《景岳全书·妇人规》总结："妇人阴中生疮，多湿热下注，或七情郁火，或纵情敷药，中于热毒"，为后世治病求本，辨证治疗阴疮奠定了基础。对于部分外阴及阴道疾病，尤其是在西医治疗困难，除外手术别无他法时，具有中医特色的中药外敷、药物泡洗、药物熏洗治疗则大有可为，我院院内制剂定痛膏可活血化瘀止痛，复方化毒膏可活血化瘀，清热解毒，抗炎消肿，"病先从皮毛入，药即可由此进"，通过药物外敷，可以达到甚至超过口服给药的治疗效果，因此指导患者学习使用外用药物的时机、应用次数、涂抹的厚度、注意事项，提供必要的皮肤护理知识，是我们护理人员的宣教重点。

患者主因"发现外阴肿物4天"入院，中医诊断为阴疮病，辨证为湿热下注证。

病因为患者平素性情急躁，肝气不疏，肝气乘脾，痰湿内生，加之患者喜食辛辣刺激之品，瘀久化热，湿热相结合，肝经络阴器，湿热循经下注而成本病。

病机为湿热蕴积，伏于肝脉，滞于冲任，侵蚀外阴肌肤，破溃成疮，故而见外阴肿物，邪气内停，不通则痛，故见外阴疼痛。舌暗红、苔薄白，脉弦滑皆为湿热下注之象。综观舌脉证，病在胞脉、阴器，与肝、脾有关，病性以实为主，证属湿热下注证。

治疗方面，因入院后主管医生予行骨盆内诊过程中外阴肿物破溃，遵医嘱先予患者5%聚维酮碘稀释后坐浴抗炎治疗；后予定痛膏＋复方化毒膏外阴部敷药治疗，以消肿散结止痛；同时配合龙胆泻肝汤剂口服清热利湿、消肿透脓治疗。

治疗方案分析：本例患者通过口服清热利湿、消肿透脓中药，局部外敷定痛膏＋复方化毒膏治疗，加之情志疏导、饮食调护，患者入院第七天，左侧阴唇肿物较前明显缩小，无波动感，局部无红肿，皮温正常，疼痛明显减轻，疼痛评分1分，疗效显著。阴疮病的中医综合治疗与护理，在减轻患者痛苦、缩短病程方面具有显著优势。

第二节　中药涂药法

一、概述

涂，即涂抹。中药涂药法是使用中药制剂直接反复涂抹于体表一定部位，通过药物渗透吸收而达到治疗目的的中医外治法。本法具有疏通腠理、消散瘀结、调节气血、平衡阴阳的作用。

二、渊源

中药涂药法首见于《黄帝内经》,《灵枢·经筋》中记载："颊筋有寒，则急，引颊移口；有热则筋弛纵，缓不胜收，故僻。治之以马膏，膏其急者，以白酒和桂，以涂其缓者，以桑钩钩之，即以生桑炭置之坎中，高下以坐等。"记载了使用马油脂和白酒调和的药剂外涂治疗口角㖞斜的方法，同时强调在涂药后应局部近火烤及用手抚摩，以加强药力舒筋活络。另有《灵枢·痈疽》记载："发于腋下赤坚者，名曰米疽，治之以砭石，欲细而长，疏砭之，涂以豕膏，六日已，勿裹之。"记载了使用猪油膏治疗发于腋下的痈肿的方法，同时写明在涂药后局部不必包扎。

宋代《太平圣惠方》中记载本法在治疗一切风邪所致疾病时，操作者应先提高室温（于近火处）或先将手烤热（于火边燸手）而后趁热施术，蘸取药膏局部涂抹数遍，以手涩为度。之后应宜用衣裹，并慎避风邪。

元代许国祯所著《御药院方》中指出："治发际内诸痒疮及

肤起瘾疹，痒不可忍，每用少许，临卧涂掺患处。以痒住为度。"

明代《普济方》中记载了使用本法外涂苏龙丸可治疗风癣瘙痒及遍身疮疹疼痛，同时强调了操作者应涂至局部变红发热为佳。在论述小儿中风篇中也提到了涂擦甘草膏时，操作者应先将手烤热，再涂抹按揉数次，若为寒证手的温度应更高，热证则反之，方可见效。方贤所著的《奇效良方》中要求此操作应蘸取室温药膏涂抹于腰上，持续揉至药尽，按揉力度应是操作后患者应仍感觉局部发热如棉裹，久用则促使血脉舒畅。

1862 年日本今村了庵撰写了《医事启源》，其中对本法进行了整理，认为本法"实可佐内服之不及"。

三、理论依据

中药涂药法是通过局部涂抹、按揉，促进药物渗透吸收，进而畅通气血、柔润筋脉达到治疗目的。本法具有近治作用和远治作用。

1. 近治作用　即直接作用，中药涂药法可以促进药物经皮吸收，治疗皮肤、浅表组织、器官的局部病证。人体皮肤有吸收外界物质的能力，称为经皮吸收。药物透过皮肤角质层细胞为经皮吸收的主要途径。中药涂药法使用药剂剂型多为膏剂，相对于粉剂和水剂更易透过角质层被机体吸收。局部涂抹可以使药物均匀分布于体表，通过按揉使局部生热，加速皮肤血液循环及新陈代谢，有利于药物透过角质层而吸收。

2. 远治作用　中药涂药法可以促使外治药物通过皮肤、孔窍、腧穴等进入血络经脉，输布全身而发挥全身的"治本"作用。也可以借助手法对局部经络腧穴产生刺激，借助经络等调节作用而起到扶正祛邪的"治本"作用。

四、适应证与禁忌证

(一) 适应证

本法可使用多种药物，在体表相应的部位或穴位进行涂抹按揉，可调动机体抗病能力，从而达到防病治病、保健强身的目的，故适应证广泛。

在皮肤科可适用于湿疹、银屑病、各种皮炎、荨麻疹、手足癣、掌跖角化、手足多汗症、皮肤瘙痒症、痈疖初起等症，是皮肤科最基本的外治法之一。

(二) 禁忌证

对外用药过敏者禁用过敏类药物。

五、操作规范

(一) 评估

1.患者一般情况、既往史、过敏史，是否妊娠等。

2.病室环境、温度适宜。

3.皮损情况。

(二) 物品准备

治疗盘、遵医嘱配制的药物、弯盘、镊子、盐水棉球、棉签、剪刀、无菌纱布、胶布、绷带、一次性薄膜手套、一次性隔离单、手消。

(三) 操作方法

1.核对医嘱，摆放舒适体位，保护隐私。

2. 清洁：皮损处留有其他药物时，宜用棉球蘸生理盐水或植物油将其拭去，切不可用汽油或肥皂、热水擦洗；当患处结痂较厚时，用植物油或黄连膏、化毒散膏厚涂，待痂皮软化去除后再行涂药，注意翘起的痂皮需用无菌剪剪除，不可硬揭。

3. 涂药：夹住纱布块（将纱布叠成 1.5cm × 1.5cm 大小），或选用一次性薄膜手套，蘸取少量药膏均匀涂于皮损处，并由中心向外轻轻揉抹，以利药物的吸收，应避免将药物涂抹到正常皮肤，避免药物涂抹过厚，阻塞毛孔引起疖肿。每日涂药 1 ~ 2 次。行此法时，应用食指、中指和无名指在皮肤上有节奏地、均匀地、轻轻地做螺旋状按摩。手指按摩动作应轻柔缓和，切勿使用蛮力。

4. 对于顽固性皮损，用药后可采用封包疗法，用纱布或塑料薄膜包裹患处 2 小时，每日 1 ~ 2 次。

5. 观察皮肤情况，协助患者着衣，取舒适体位。

6. 整理用物，处理医疗废物。

7. 记录操作时间、皮损情况、涂药方法，操作者签字。

六、注意事项

1. 涂药的用具做到专人专用，避免交叉感染。

2. 为皮损面积广泛的患者进行涂药时，应注意控制室温，避免过多暴露患处，谨防着凉。

3. 涂药后，不可立即清洗局部，应保留 2 小时，特殊药物应遵医嘱使用。局部用药后因药物颜色、油渍等会污染衣物。

4. 用药宜先温和后强烈，尤其是儿童或女性患者不宜采用刺激性强、浓度高的药物；面部、阴部皮肤慎用刺激性强的药物。

5. 用药浓度宜先低后高，先用低浓度制剂，根据病情需要再提高药物浓度；一般急性皮肤病用药宜温和，顽固性、慢性皮损可用刺激性较强或浓度较高的药物。

6. 为避免某种作用较强的外用药大面积长期使用引起全身不良反应，可采用分区域、交替或间歇用药的方法。

7. 在更换使用一种新的外用药物时，应先选用一处皮损试用，观察 72 小时无不良反应后，再扩大涂药面积。

七、健康教育

1. 避免皮损局部刺激，更换使用新的外用药物时，应先选用一处皮损试用。

2. 涂药后，局部无需覆盖。

3. 遵医嘱用药，病情变化时，及时专科就诊。勿购买无批号、来源不明确的药物自行治疗。

八、应用中药涂药法常见疾病健康处方

（一）白疕病（寻常型银屑病）

1. 生活起居

（1）保持床单位清洁，选用柔软、纯棉制品，减少摩擦。

（2）保护皮肤，勤修剪指甲，防止搔抓及强力刺激；禁用热水烫洗，避免外伤及滥用药物。

（3）保证充足睡眠，避免过度疲劳，避免风、湿、热邪侵入。

2. 饮食调护

（1）饮食应有节制，少食油炸、甜腻、辛辣刺激（如浓茶、咖啡等）食物，但不建议过度忌口。急性进展期，饮食宜清淡，

少吃辛辣刺激食物。静止期、消退期则应注意营养均衡，宜选择高蛋白、低脂肪的食物，如鸡蛋、牛奶、瘦肉、豆制品、酸奶等；注意维生素的补充，多食新鲜蔬菜、水果、粗粮等。

（2）瘙痒明显者应禁食辛辣腥发动风的食品，如牛羊肉、鹿肉、狗肉、海鲜、辣椒、花椒等。

（3）皮损部位大量脱屑的患者，应提高蛋白质和微量元素摄入量，宜食禽、畜、蛋、奶、植物蛋白等，必要时可使用营养素补充剂。

（4）患者日常需注意可能引起病情发作或加重的食物，对可疑食物避免食用。必要时可做食物过敏原检测。

（5）建议选用蒸、煮、炖等方法烹制食物，避免烟熏、炙烤、油炸等。

（6）患有慢性咽炎、扁桃体炎的患者可饮用三花茶。取金银花、金莲花、白菊花适量代茶频饮或煎水含漱。功效为清热解毒利咽。

3. 用药指导　遵医嘱用药，病情变化时，及时专科就诊。勿购买无批号、来源不明确的药物自行治疗。

4. 功能锻炼与康复　鼓励患者加强健身和文体活动，可根据年龄及病情，选择适宜的锻炼方式，如慢跑、散步、八段锦、太极拳、养生操等锻炼。

5. 自我管理

（1）养成良好的饮食习惯，适度饮水，忌烟酒。

（2）树立战胜疾病的信心，避免精神过度紧张和焦虑，保持良好乐观的心态。

（3）加强健身和文体活动，以增强机体抗病能力。

（4）尽量避免搔抓刺激，打破瘙痒—搔抓—瘙痒的恶性循环。

（二）湿疹

1. 生活起居

（1）保持床单位清洁，选用柔软、纯棉制品，减少摩擦。

（2）保护皮肤，勤修剪指甲，防止搔抓及强力刺激；禁用热水烫洗，避免外伤及滥用药物。若晚间瘙痒加重，可遵医嘱在睡前半小时服用抗组胺药物。

（3）保证充足睡眠，避免过度疲劳，避免风、湿、热邪侵入。

2. 饮食调护

（1）饮食应有节制，禁烟、酒及辛辣刺激食物。

（2）瘙痒者禁食辛辣腥发动风的食品，如牛羊肉、鹿肉、狗肉、海鲜、辣椒、花椒等。

（3）患者日常需注意可能引起病情发作或加重的食物，对可疑食物避免食用。

（4）建议选用蒸、煮、炖等方法烹制食物，避免烟熏、炙烤、油炸等。

（5）脾虚湿蕴证患者可服用健脾利湿的食物，如赤豆米仁汤，取赤小豆、米仁各30g，煮熟烂，加糖适量温服。

3. 用药指导　遵医嘱用药，勿购买无批号、来源不明确的药物自行治疗。

4. 功能锻炼与康复　鼓励患者加强健身和文体活动，可进行八段锦、太极拳等养生操锻炼。

5. 自我管理

（1）避免皮肤的各种外伤、感染，避免搔抓和各种不良刺激。

（2）服用抗组胺药物时可有头晕、嗜睡等副作用，尤其是司机及高空作业者，在工作期间禁服此类药物，注意用药安全。

（3）日常生活中应保持皮肤清洁、滋润，避免使用碱性强的洗护用品。使用洗涤剂时应注意佩戴橡胶手套，对橡胶手套过敏者应在橡胶手套内衬纯棉手套。

（4）已知对花粉、尘螨过敏的患者，家中不要使用地毯，定期清洁空调过滤网，并经常开窗通风换气，减少室内花粉、虫螨、尘土、动物毛屑等。

九、典型病例

（一）病案一

【关键词】皮肤垢着；中药涂药；甘草油；祛湿散

患者女性，18岁，主因"面部起红斑、丘疹2周，加重伴肿胀渗出5天"于2018年2月6日收入院。

【评估】

1. 现病史　患者2周前因痤疮外用过氧苯甲酰凝胶、夫西地酸乳膏，口服米诺环素胶囊后，双面颊及前额起红斑、丘疹伴灼热。10天前就诊于北京某医院，诊为"过敏性皮炎"，先后予硼酸洗液外敷，外用吡美莫斯、硼锌糊等，口服西替利嗪、氯雷他定片治疗，皮疹控制不明显，面积逐渐增大，肿胀明显。5天前就诊于我院门诊，诊断同前，予外用维生素E乳，清热消肿洗剂溻渍，口服清热除湿汤后，面部肿胀较前加重，可见大量渗出，为求进一步诊治于2018年2月6日收入我科。

入院症见：面部起红斑伴肿胀、渗出，轻度灼热感，颈部、四肢起皮疹伴瘙痒，无发热恶寒，无头晕头痛，无胸闷胸痛，纳可，眠欠安，大便 2 日一行，质偏干，小便调。

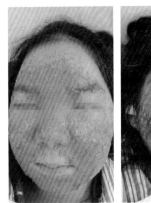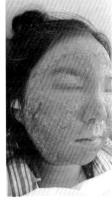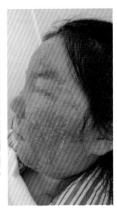

图 5-2　皮损情况（2018-2-6）

2. 既往史　2014 年因房间隔缺损在阜外医院行手术治疗。

3. 实验室检查　白蛋白 33.2g/L，总蛋白 57.1g/L，白细胞总数 10.43×10^9/L，中性粒细胞百分比 71.9%。分泌物培养：金黄色葡萄球菌。

4. 护理专科检查　T 37.1 ℃；P 80 次/分；R 17 次/分；BP 106/72mmHg。

面部弥漫潮红肿胀斑片，可见大量淡黄色渗出及黏腻结痂，双眼睑肿胀明显，无明显脓性分泌物，颈部、前胸部、双上肢伸侧散在针尖至粟粒大小淡红色丘疹，皮疹成对称分布（图5-2）。入院护理相关评估：疼痛评分 3 分；患者跌倒危险因子评分 20 分；生活能力量表评分 100 分；压疮评分 23 分。面部皮肤可见大量黏腻分泌物垢着。

【主要诊断】

中医诊断：湿疮病　中医辨证：湿热浸淫证

西医诊断：接触性皮炎

【护理问题】

1. 皮肤完整性受损　面部皮肤大量黏腻分泌物垢着、渗出及水肿。

2. 焦虑抑郁　与自我形象紊乱有关。

3. 睡眠形态紊乱　与疾病引发的疼痛有关。

4. 知识缺乏　缺乏认知相关疾病知识。

【护理过程】

中医护理操作技术	药物及应用部位	作用及目的
中药溻渍	清热消肿洗剂溻渍渗出、红斑处	清热解毒，消肿止痒
中医化腐清创术	甘草油清创换药清除痂皮	解毒润肤，清洁创面
中药涂药	祛湿散合甘草油调匀外涂渗出处	清热燥湿，收敛止痒
中频治疗	曲池、内关、足三里、三阴交	调节气血，安神止痒
紫外线负离子冷喷	面部	镇静舒缓，收缩毛孔

2018-2-6

患者面部弥漫潮红肿胀斑片，可见大量淡黄色渗出及黏腻结痂，双眼睑肿胀明显，无明显脓性分泌物，遵医嘱予患者面部甘草油清创处理（图5-3）。患者面部皮损面积广泛，换药时应动作轻柔，使用甘草油进行痂皮软化时，可每隔5分钟涂抹一次甘草油，多次涂抹，以利痂皮软化，减轻患者痛苦。待痂皮彻底软化，与皮肤脱离时，再行清创处理，祛除渗出物及痂皮。附着紧密处应每日逐步清除附着物，切不可强行剥撕。眼周皮损不宜应用甘草油，以免造成眼部刺激，应改用生理盐水行局部清洁，双眼生理盐水冲洗，去除眼部分泌物，减轻患者眼部不适。清创后予清热消肿洗剂溻渍，每次40分钟，每20分钟更换一次。溻渍后行紫外线负离子喷雾冷喷治疗，以促进毛细血管收缩，镇静止痒。面部治疗完成后，以祛湿散调甘草油行局部涂药，以清热燥湿，收敛止痒。患者年幼，应做好操作前的准备工作，操作应集中进行。患者起病急剧，其父母及患者心情急躁、焦虑，与家属及患者及时沟通，通过解释护理操作的方法及目的，并告知皮损护理的正确方法，取得家属的配合。如换药过程中患者疼痛明显，可暂缓治疗，避免患者出现抵触情绪，延误治疗。患者首次疼痛评分为3分，未因护理操作加重疼痛，可配合治疗。

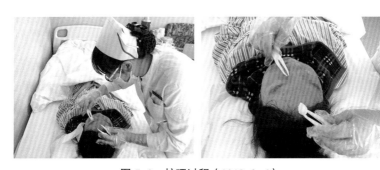

图5-3 护理过程（2018-2-6）

2018-2-7

患者因应用清热消肿洗剂湿渍后轻度瘙痒，遵医嘱改用2%硼酸液湿渍，余治疗同前。现症见：面部肿胀较前减轻，渗出、结痂较前减少，甘草油行中医化腐清创后，面部黏腻分泌物垢着减少。患者化验检查白蛋白33.2g/L；总蛋白57.1g/L，嘱患者优质高蛋白饮食，多食用蛋白、瘦肉、牛奶等加强营养。患者时有低热（37.5℃），血常规检查白细胞总数10.43×10^9/L，应与面部感染及感染物质吸收相关，需加强局部清创及外用药。

2018-2-8

患者因双眼肿胀，有少量分泌物，无视物模糊，请眼科会诊。遵眼科会诊意见继予冷敷治疗，人工眼泪滴眼，每日三次双眼滴用。患者经治疗面部皮疹较前好转，面部黏腻分泌物垢着减少，但仍有少量渗出及结痂，分泌物培养示金黄色葡萄球菌感染，遵分泌物培养结果给予环丙沙星凝胶外用抗感染治疗。皮肤干燥处予维生素 E 乳外用润肤促进皮肤修复。患者双上肢少量新发红色丘疹，予炉甘石洗剂外用镇静止痒。

2018-2-11

经 5 日治疗后，患者皮损较前好转。现症见：面部散在淡红色斑片，双耳郭及下颌少量淡黄色渗出及结痂，面部黏腻分泌物垢着减少，面部及眼睑无明显肿胀，面部散在干燥脱屑，颈部、前胸部、双上肢伸侧散在针尖大小淡红色丘疹，皮疹呈对称分布。患者未诉治疗后疼痛加剧。中期护理评估：疼痛评分 3 分。

甘草油清除痂皮及脱屑，祛除面部垢着物后，祛湿散、甘草油调匀外涂渗出部位（图5-4）。干燥红斑处予维生素 E 乳与盐酸环丙沙星凝胶混合外用润肤抗感染。硼酸溻渍患处消肿消炎。

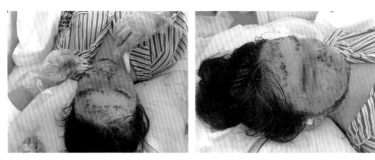

图5-4　护理过程（2018-2-11）

2018-2-12

现症见：患者面部红斑、肿胀基本消退，面部黏腻分泌物垢着物清洁干净。躯干、四肢无明显皮疹，无明显渗出。

生化检查：尿素 1.47mmol/L；总蛋白 59.1g/L；白蛋白 34.5g/L。

血常规检查：白细胞总数 6.52×10^9/L；中性粒细胞百分比 43.5%。

2018-2-13

患者于 2018 年 2 月 13 日经治疗好转出院。出院护理评估：疼痛评分 2 分；跌倒危险因子评分 20 分；生活能力量表评分 100 分；压疮评分 23 分。

【效果评价】

	入院	出院
疼痛	3	2
面部皮疹（图5-5）	面部弥漫潮红肿胀斑片，可见大量淡黄色渗出及黏腻结痂，面部大量黏腻垢着	面部红斑、肿胀基本消退，面部垢着物去除
躯干、四肢	颈部、前胸部、双上肢伸侧散在针尖至粟粒大小淡红色丘疹	躯干、四肢无明显皮疹

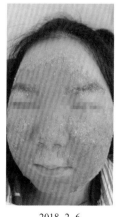
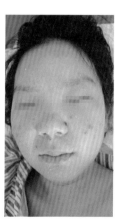
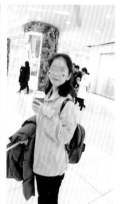

| 2018-2-6 | 2018-2-13 | 2018-3-13 |

图 5-5　皮损变化

【按语】

西医学认为，接触性皮炎是皮肤或黏膜接触外源性物质后，在接触部位甚至以外的部位发生的炎症性反应。表现为红斑、肿胀、丘疹、水疱，甚至大疱。本病虽有自限性，但如处理不当，亦会转为亚急性或慢性皮炎。患本病者应首先找到过敏原，去除过敏因素，再选择适当的护理操作方法进行局部皮损处理。

中医学中，在多部古籍文献中均有过敏性皮炎的记载。由于接触物的不同而疾病有不同的名称，如接触生漆引起者称"漆疮"，接触膏药引起者称"膏药风"，使用马桶引起者称"马桶癣"等。《诸病源候论·漆疮候》中有"漆疮"的描述："人有禀性畏漆，但见漆便中其毒。"《外科启玄》中说："凡人感生漆之毒气，则令浑身上下俱肿，起疮如痱子，如火刺，刺而痛，皮肤燥烈。"

患者主因"面部起红斑、丘疹2周，加重伴肿胀渗出5天"入院，中医诊断为湿疮病，辨证为湿热浸淫证。

患者此次因外感毒邪，热毒蕴肤，面部起红斑、丘疹，皮肤大量分泌物黏腻垢着。

病机为患者素体蕴热，内外相合外发肌肤而成本病。湿热内蕴外发，故见面部起红斑、丘疹、斑疹；湿重，则肿胀、渗出明显，热盛则自觉瘙痒灼热感。舌淡红胖、边尖红、苔白，脉滑。为湿热浸淫证之象。

治疗方面，遵医嘱予患者甘草油清除痂皮及脱屑、黏腻垢着物，祛湿散、甘草油调匀外涂渗出部位，干燥红斑处予维生素E乳与盐酸环丙沙星凝胶混合外用润肤抗感染，硼酸溻渍患处消肿消炎，中药以利湿止痒、清热解毒为法，方用除湿胃苓汤加减。

治疗方案分析：患者因治疗痤疮，应用外用药物导致过敏，皮损逐渐增多，入院时面部肿胀、渗出明显，双眼睑肿胀，面部大量黏腻分泌物垢着。通过一系列中医综合治疗后，效果明显。尤其应用甘草油行中医化腐清创去除皮损处表面痂皮及渗出物后，行中药湿渍、紫外线负离子喷雾治疗，可起到清热消肿、促进毛细血管收缩、减轻渗出的作用。治疗后外涂甘草油调祛湿散可起到拔干收敛的作用。患者入院 7 天后出院，归家后继续口服中药及外用药膏治疗，一个月后痊愈，该患者疗效肯定。

（二）病案二

【关键词】中药涂药；甘草油；祛湿散；瘙痒；渗出

患者男性，69 岁，主因"身反复起红斑、丘疹伴瘙痒 8 个月，加重半月余"，于 2018 年 5 月 16 日收入院。

【评估】

1. 现病史　患者 8 个月前无明显诱因出现后背起红疹，随后双足起水肿性红斑伴瘙痒，渗出明显，就诊于西城区某医院，诊断为"湿疹"，予口服依巴斯汀片，外用卤米松乳膏、青鹏软膏，配合红光照射治疗，皮疹未见好转，并逐渐发展至双上肢。6 个月前就诊于北京某医院，诊为"湿疹"，建议肌注激素，口服雷公藤多苷片、复方甘草酸苷片，外用尿素软膏治疗，患者拒绝。遂再次就诊于西城区某医院，予静点 5% 葡萄糖 500mL+维生素 C+ 葡萄糖酸钙，地塞米松 10mg×l0 天 → 5mg×5 天，口服血毒丸、维生素 C 片，外用环利软膏、芙美松乳膏、复方多黏菌素 B 软膏等，共计 15 天，皮损明显减轻，遂改为口服醋酸泼尼松片逐渐减量，直至停用。3 个月前患者就诊于我科门诊，诊断同前，予口服阿特拉抗组胺止痒，中药汤剂清热利湿治疗，皮损逐渐减轻。半个月前患者无明显诱因皮损再次复发加重，渗出明显增多，再次就诊于我科门诊，为求进一步诊治于 2018 年 5 月 16 日收入我科。

入院症见：四肢、后背起红斑、丘疹（图 5-6），伴瘙痒，夜间尤甚，轻度渗出，轻度畏寒，偶有咳嗽、咳痰，无发热咽痛，无心慌胸闷气短，无腹痛腹泻，纳眠尚可，大便多日一行，质干量少，小便黄。

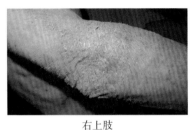
右上肢

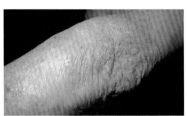
左上肢

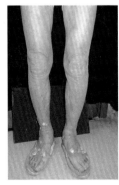

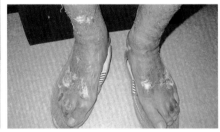
双下肢及双足

图 5-6 皮损情况

2. 既往史 便秘病史 10 余年，间断口服当归龙荟片、便通片。18 岁时患结核性胸膜炎，经治已愈。

3. 实验室检查 总蛋白 63.1g/L，白蛋白 36.7g/L，钠

133.0mmol/L。嗜酸性粒细胞百分比 16.1%，嗜酸性粒细胞绝对值 1.04×10^9/L。

4. 护理专科检查　T 36.5 ℃；P 51 次 / 分；R 17 次 / 分；BP 110/70mmHg。

后背、四肢泛发甲盖至掌心大小红色、暗红色斑片，部分为水肿性红斑，四肢部分皮损融合成大片，少许细碎脱屑，大量黄色浆痂，轻度渗出，散在抓痕血痂；双下肢未见明显静脉曲张，双足趾缝未见明显浸渍糜烂，整体皮损呈对称分布。入院护理相关评估：瘙痒评分 8 分。

【主要诊断】

中医诊断：湿疮病　中医辨证：湿热浸淫证

西医诊断：1. 湿疹

　　　　　2. 便秘

【护理问题】

1. 皮肤完整性受损　与周身皮肤大量红斑、渗出、血痂有关。

2. 有感染的风险　与皮肤破损、搔抓有关。

3. 焦虑　与自我形象紊乱有关。

4. 知识缺乏　与缺乏认知相关疾病知识有关。

【护理经过】

2018-5-16

入院当日患者后背、四肢泛发甲盖至掌心大小红色、暗红色斑片，部分为水肿性红斑，四肢部分皮损融合成大片，少许细碎脱屑，大量黄色浆痂，轻度渗出，散在抓痕、血痂；双足趾缝未见明显浸渍糜烂，全身皮损呈对称分布。患者皮损广泛，瘙痒明显。遵医嘱行分泌物培养，明确感染类型。

予 1∶8000 高锰酸钾溶液泡洗双下肢及足部渗出皮损，以消肿解毒，杀灭细菌；待泡洗完毕后予甘草油中医化腐清创术清除周身渗出及痂皮，清除痂皮时，需待痂皮彻底软化与皮肤脱离后，再行清创处理。清痂时应逐步清除，避免剥撕，以免伤害正常皮肤。

化腐清创后以中药煎汤之水剂予四肢及足部渗出皮损行中药溻渍，每次40分钟，每20分钟更换一次；溻渍后周身渗出皮损以祛湿散调甘草油行局部中药涂药治疗，以清热燥湿，收敛止痒；夫西地酸乳膏、派瑞松乳膏1:1混匀外涂双下肢皮损抗炎抗感染；炉甘石外用周身红斑处收敛止痒。

每周两次耳穴压丸治疗，每周三次后背膀胱经拔罐治疗，以通络安神，镇静止痒。

患者为老年男性，患病8个月，患病期间曾多方治疗，并应用激素治疗，现复发加重半个月，瘙痒明显，影响生活。应向患者做好相关知识的健康宣教，通过解释护理操作的方法及目的，并告知皮损护理的正确方法，取得患者的配合及信任。

中医护理操作技术	药物及应用部位	作用及目的
中药涂药	祛湿散、甘草油调匀外涂渗出处	清热燥湿，收敛止痒
中药溻渍	中药煎汤用于渗出、红斑处	清热解毒，消肿止痒
中医化腐清创术	甘草油中医化腐清疮清除痂皮	解毒润肤，清洁创面
泡洗治疗	高锰酸钾液泡洗双下肢及足部	消肿解毒，抗感染
中频治疗	曲池、内关、足三里、三阴交	调节气血，安神止痒
拔罐	背部膀胱经	通络安神，镇静止痒
耳穴压丸	交感、皮质下、内分泌、肾上腺等穴	通络安神，镇静止痒

2018-5-17

患者皮损未见明显好转，遵医嘱继续以甘草油行中医化腐清疮治疗，清除渗出物及痂皮；中药涂药仍以祛湿散调甘草油外用渗出皮损；以中药煎汤稀释后溻渍四肢及足部渗出处；中药泡洗停用高锰酸钾液改以消肿解毒之外洗中药煎汤外用；皮损干燥处予硅霜润肤止痒。

患者四肢仍有轻度渗出，遵医嘱暂停中频治疗。

患者嗜酸性粒细胞升高，提示患者目前仍处于高敏状态，嘱患者应注意饮食及起居，防止因过敏加重病情。

患者白蛋白偏低，嘱患者进食含蛋白丰富的食物，以动物蛋白为宜，多进食瘦肉及鸡蛋蛋白，根据复查结果，必要时予以补充营养剂。患者轻度低钠，嘱患者进食含盐丰富的食物，可进食一些咸菜等食物。患者轻度贫血，嘱患者进食红枣等补血食物。

余治疗同前。

2018-5-21

患者自诉瘙痒较前减轻，目前瘙痒评分 5 分。双足仍有少量渗出，周身皮损较前好转。现皮损表现为：后背、四肢泛发甲盖至掌心大小淡红色、暗红色斑片，四肢部分皮损融合成片，少许细碎脱屑及黄色浆痂，双足轻度渗出，无明显抓痕、血痂；双足趾缝未见浸渍糜烂，皮损呈对称分布。

分泌物培养结果显示：左下肢——未生长；右足——微球菌。

现双足仍有渗出，遵医嘱继续以甘草油行中医化腐清创治疗，清除渗出物及痂皮；中药涂药仍以祛湿散调甘草油外用足部渗出皮损，以祛湿拔干。

余治疗同前。

2018-5-29

患者自诉瘙痒较前减轻，目前瘙痒评分 1 分。纳眠可，二便调。经 13 日治疗后，患者皮疹大部分消退，遗留色素沉着。拟定次日好转出院。现皮损表现：后背、四肢皮损遗留片状色素沉着，双足未见渗出（图 5-7）。

生化检查：总蛋白 68.3g/L，白蛋白 42g/L，钠 137.0mmol/L。

血常规：嗜酸性粒细胞百分比 8.8%，嗜酸性粒细胞绝对值 0.6×10^9/L。

双足未见渗出，遵医嘱停用祛湿散调甘草油，改外用派瑞松乳膏、夫西地酸乳膏 1:1 混匀外涂皮损处以抗炎抗感染，直至皮损痊愈；周身干燥皮损继续外用硅霜润肤止痒。

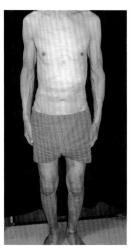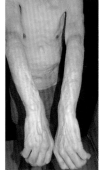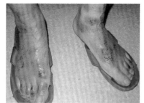

图 5-7 皮损变化（2018-5-29）

【效果评价】

	入院	出院
瘙痒评分	8	1
足部皮损	水肿性红斑、肿胀，渗出明显	水肿、渗出消失

续表

	入院	出院
躯干、四肢 （图5-8）	泛发甲盖至掌心大小红色、暗红色斑片，部分为水肿性红斑，四肢部分皮损融合成大片，大量黄色浆痂，轻度渗出，散在抓痕、血痂	躯干、四肢皮损消退，留色素沉着斑

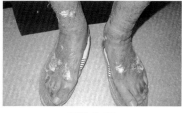

2018-5-16

2018-5-29

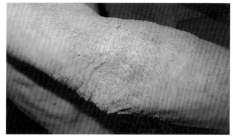

2018-5-16

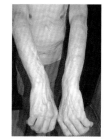

2018-5-29

图5-8　皮损变化对比

【按语】

西医学认为，本病是由多种内外因素引起的一种具有明显渗出倾向的皮肤炎症反应，皮疹呈多样性。湿疹可根据其临床表现分为急性湿疹、亚急性湿疹、慢性湿疹。湿疹不论处于哪一期，均可表现为病程不定、易复发，亦可互相转换、经久不愈。患者自觉瘙痒剧烈。在临床护理中，应尽可能帮助患者寻找发病的原因，对患者的工作环境、生活习惯、饮食、嗜好及思想、情绪等做深入的了解。避免各种外界刺激，如热水烫洗、暴力搔抓、过度洗拭，避免接触敏感的物质如皮毛制品等，避免易致敏和有刺激性的食物，如鱼、虾、浓茶、咖啡、酒类等。对患者应详细交代防护要点，指导用药，尤其是外用药物及皮肤的防护知识。根据患者的情况，选择适当的药物及护理操作方法进行局部皮损处理，可快速减轻患者的痛苦，达到临床好转或治愈。

中医学中，我国最早的外科专著《刘涓子鬼遗方》中就曾记载了中药涂药疗法，应用松黄丸治疗瘙痒疥疮。从我国众多的古籍文献中可以发现，自汉代开始，医家就积累了许多简便易行的治疗皮肤病的方法，如应用羊蹄跟捣碎外涂治疗湿疹的糜烂渗出；鲜马齿苋治疗蜈蚣等毒虫咬伤。随着皮肤病的外治法的丰富，外用剂型也随之不断发展，而且更加注重内治与外治相结合，初步形成了辨证论治思想的外治体系。清末吴尚先著《理瀹骈文》初名《外治医说》，更是我国第一部外治法专著。经皮吸收理论是该书的一大创新。"病先从皮毛入，药即可由此进，"指出许多疾病通过皮肤途径给药，同样可以达到口服给药的治疗效果。随着医学的不断发展、外用药物剂型的开发，如何正确使用外用药物，选择合适的剂型，指导患者使用外用药物的时机、应用次数、涂抹的厚度，提供必要的皮肤护理知识，是我们护理人员的宣教重点。

患者主因"身反复起红斑、丘疹伴瘙痒8个月，加重半月余"入院。中医诊断为湿疮病，辨证为湿热浸淫证。患者平素劳累，致体内湿热内蕴，又禀赋不耐，湿热搏结，外发于肌肤，而成本病。

病机为患者湿热盛则身起红斑；热盛血壅则皮疹色红；湿

盛则皮损渗出；湿热之毒蕴肤，则皮疹瘙痒；患者舌红苔黄，脉弦滑均为湿热浸淫之证。综观舌脉症，病位在气分，病性属实，证属湿热浸淫证。

治疗方案分析：患者入院后，遵医嘱予 1:8000 高锰酸钾溶液及中药煎汤泡洗双下肢及足部渗出皮损，以达到消肿解毒、杀灭细菌的目的。待泡洗完毕后予甘草油清除足部及双下肢渗出及痂皮。清除渗出物及痂皮后予中药煎汤之水剂行中药溻渍。溻渍后足部皮损以祛湿散调甘草油行局部中药涂药治疗，以清热燥湿，收敛止痒。夫西地酸乳膏、派瑞松乳膏 1:1 混匀外涂双下肢皮损抗炎抗感染，炉甘石外用周身红斑处收敛止痒。每周两次耳穴压丸治疗及每周三次后背膀胱经拔罐治疗，以通络安神，镇静止痒。

患者入院 14 天，皮损好转，留色素沉着斑，瘙痒明显减轻。纳眠可，二便调。通过中医综合治疗及护理，患者症状改善显著。

第三节　芒硝外敷法

一、概述

芒硝外敷法是指将芒硝放入芒硝腹带，外敷于患者腹部病灶处，以达到抗炎、消肿、泻下、利尿等作用的一种外治方法。芒硝外敷法方便、简单易行、价格低廉、效果显著、副作用少，在缓解患者疼痛、改善症状等方面见效快，提高患者生活质量的同时也增加了患者的护理满意度。

二、渊源

我国最早的中药学著作《神农本草经》有其记载，"除寒热邪气，逐六腑积聚……能化七十二种石"。后李时珍在《本草纲目》中详细记录了其药用功效。2015 版《中国药典》描述其功效为润燥通便，养血祛风。用于肠燥便秘，皮肤干燥，瘙痒，脱发。清代外治大家吴尚先在《理瀹骈文》中曰："外治之理，即内治之理；外治之药，亦即内治之药，所异者，法耳！医理药性无二，而法则神奇变幻。"中药外敷治疗在现代药剂学中称经皮给药系统。芒硝外敷放于脐部，既可以使药物经皮吸收，药物分子易透过皮肤进入血液参与血液循环，达到病处，又可通过局部穴位的刺激，疏通经络，调理气血，调整肠胃功能，以达到祛邪愈病的功效。我院普外科针对肠梗阻、急性胰腺炎、阑尾周围脓肿等保守治疗患者，及胃肠术后患者，广泛应用芒硝外敷法，配合使用我院自制的腹带，取得了良好的效果。我院自制的腹带已获专利，因其独特的设计有助于药物的均匀分布，在使药物更好地发挥药效的同时，也提高了患者使用时的舒适度。

三、理论依据

芒硝是由一种芒硝族硫酸盐类矿物加工精制而成的结晶体，主要成分是含水硫酸钠，以硫酸根离子形式存在，为高渗状态，它除吸收一部分空气中的水分外，还能大量摄取腹腔内的渗出液，促进胃肠道功能的恢复，并促使炎症局限和渗液的吸收，具有抗炎、消肿、泄下、利尿等功效。

2007 年中华医学会外科学分会胰腺外科学组《重症急性胰腺炎诊治指南》推荐使用芒硝 500 g，每日 2 次，做大面积的腹部外敷。中华中医药学会脾胃病分会 2013 年版《急性胰腺炎中医诊治专家共识意见》及中国中西医结合学会普通外科专业委员会 2014 年版《重症急性胰腺炎中西医结合诊治指南》中均推荐给予芒硝全腹外敷，1 ~ 2 次 / 天，必要时增加次数。

四、主要功效

芒硝具有吸湿蓄冷、软坚散结、清热解毒、活血化瘀、消肿抗炎、改善局部组织血液循环、促进肠道蠕动等功效。芒硝外用广泛应用于临床，其单独外敷或与其他中药联合外敷可辅助治疗肠梗阻、阑尾周围脓肿、急性胰腺炎、组织水肿等疾病，同时在促进术后切口愈合、减少并发症方面也有很好的效果。

五、适应证与禁忌证

（一）适应证

主要适用于肠梗阻、急性胰腺炎、阑尾周围脓肿等保守治疗患者，及胃肠术后患者。

（二）禁忌证

妊娠期妇女、皮肤疮疡脓肿者、神经和精神系统疾病患者慎用。

六、操作规范

（一）评估

1.评估患者一般情况、主要症状、既往史、过敏史，是否妊娠等。

2.病室环境、温度适宜。

3. 腹部皮肤情况，手术伤口情况。

（二）物品准备

芒硝，腹带，纱布，生理盐水，研钵，治疗盘，手消液等，必要时备屏风。

（三）操作方法

1. 核对医嘱，评估患者，做好解释，调节病室温度。

2. 选择大小适宜的腹带。于换药室制作芒硝腹带，将芒硝在袋中研碎，一次 250 ~ 500g，平均装入芒硝腹带各小格中，厚度 1 ~ 2cm 为宜。

3. 备齐用物，携至床旁。协助患者取舒适的体位，充分暴露腹部，必要时屏风遮挡患者。

4. 洗手。用生理盐水清洁局部皮肤后，将芒硝腹带置于患者腹部。如是术后患者，应尽可能避免切口或置于伤口包扎绷带之上。调节适宜宽松度，患者无压迫感，站立时腹带牢固即可。

5. 操作完毕，协助患者着衣，安排舒适体位，整理床单位。

6. 洗手，记录操作部位、时间。

七、注意事项

1. 芒硝均匀装入腹带中，固定松紧适宜。

2. 操作过程中，注意严格执行手卫生，芒硝腹带每人一套，防止交叉感染。

3. 注意观察患者腹部皮肤及伤口情况。如出现红疹、瘙痒等，及时停止用药，立即报告医生，遵医嘱配合处理。

4.芒硝结块及时摇晃均匀，腹带潮湿及时更换。

5.观察患者胃肠功能恢复情况。有无排气、肠鸣音、腹痛、腹胀、食欲变化等。

6.每日两次，每次外敷 4 ~ 6 小时后取下。芒硝成硬结后及时更换。

八、健康教育

1.告知患者芒硝外敷具有吸湿蓄冷、软坚散结、清热解毒、活血化瘀、消肿抗炎、改善局部组织血液循环、促进肠道蠕动等功效。

2.每日遵医嘱进行芒硝外敷，芒硝腹带直接放置在皮肤上，固定松紧适宜。

3.如有皮肤红肿、破损、红疹、瘙痒等，及时停止用药，立即告知医生。

4.芒硝应均匀，腹带成硬块或潮湿时及时更换。

5.胃肠功能恢复时及时告知医生护士。

九、应用芒硝外敷常见疾病健康处方

（一）肠梗阻保守治疗

1.卧床休息，保持病房安静，床单位整洁。

2.饮食：急性期和未排气前要禁食；缓解期可进少量温开水或流质饮食，忌进产气的甜食和牛奶等；恢复期吃营养易消化之品，多食新鲜水果蔬菜，不宜暴饮暴食。

3.体位：病人血压平稳时，取半卧位，有利于胃肠内容物引流，使腹腔内炎性渗出液流至盆腔，预防膈下脓肿；并能使腹肌放松，横膈下降，有利于呼吸。

4. 胃肠减压注意事项：积极配合护士放置胃管，吸出胃肠内的气体和液体，减轻腹胀，减少肠内细菌和毒素的吸收。妥善固定胃管，防止脱出，保持有效的负压吸引，注意胃液的量及颜色变化。如发现血性液体，应及时反映，严防肠绞窄的发生。

5. 每日遵医嘱进行芒硝外敷，芒硝腹带直接放置在皮肤上，固定松紧适宜。芒硝均匀装入，腹带成硬块或潮湿时及时更换。

6. 保持口腔清洁：坚持漱口 2 次／日，每次呕吐后要用冷开水漱口。

7. 腹痛、腹胀时勿使用热敷，避免引起炎症扩散。

8. 出院后注意饮食卫生，预防肠道感染，多吃含纤维素较高的食物，保持大便通畅，忌暴饮暴食。适量运动，饭后不宜剧烈运动，防止发生肠扭转。有腹部胀痛不适时，应及时到医院检查。

（二）胰腺炎

1. 卧床休息，保持病房安静，床单位整洁。

2. 应禁食、胃肠减压。在留置胃管期间保持胃管通畅，定时冲洗，勿随意拔出，待腹痛、呕吐症状消失后，可停止减压。在禁食期间遵医嘱给予补液，经补充液体、电解质、热量，可维持循环稳定和水电解质平衡，预防出现低血压，预防休克，改善微循环，保证胰腺的血流灌注。

3. 体位：急性期需要卧床休息，患者取舒适体位。疼痛明显予以弯腰抱膝体位；取半卧位以松弛腹肌，减轻疼痛，使腹腔渗出液流至盆腔，防止膈下脓肿，利于炎症局限化。

4. 遵医嘱服药并了解用药须知、不良反应及注意事项。

5. 每日遵医嘱进行芒硝外敷，芒硝腹带直接放置在皮肤上，固定松紧适宜。芒硝均匀装入，腹带成硬块或潮湿时及时更换。

6. 保持口腔清洁：胃肠减压期间，温开水漱口 3 ~ 5 次／日，每次呕吐后要用冷开水漱口。

7. 注意体温、脉搏、呼吸、血压、呕吐、腹痛、腹胀、大便的变化。

8. 保持良好的生活习惯，戒烟、酒。禁食高脂肪食物，忌暴饮暴食，避免复发。保持良好的心理状态，注意休息，避免劳累及情绪波动。有腹痛、腹胀时及时就诊。定期复查 B 超，了解胰腺情况。

9. 积极治疗胆石症等疾病，消除诱发胰腺炎的因素。

（三）胃肠术后

1. 卧床休息，保持病房安静，床单位整洁。

2. 禁食水，留置胃管，以吸出胃内容物，降低吻合口瘘的发生。待肠蠕动恢复后，逐渐进少量的流食，后进半流食，最后恢复普食。避免高脂肪高糖食物。食富含营养、高维生素、易消化的饮食。患者应少量多餐，控制主食的摄入。

3. 保持腹腔引流管通畅，严密观察引流液的色、量等。防止脱管，防止引流管扭曲受压。如患者出现腹痛腹胀，及时告知医护人员。

4. 术后返回病房予去枕平卧位 6 小时，如生命体征平稳予半卧位，以利于腹腔充分引流，改善呼吸。待病情平稳后，适量活动，以促进肠蠕动的恢复，减少并发症的发生。

5. 每日遵医嘱进行芒硝外敷，芒硝腹带直接放置在皮肤上，固定松紧适宜。芒硝均匀装入，腹带成硬块或潮湿时及时更换。

6. 鼓励患者早期活动：术后 24 小时即可以协助病人在床上翻身、拍背，防止肺部感染。做踝泵运动，既可以促进胃肠道蠕动功能的早日恢复，又可有效预防下肢深静脉血栓形成。

7. 指导患者了解疾病有关的诱发因素、发展过程、治疗及护理原则；指导病人合理安排休息与饮食，养成有规律的生活习惯，劳逸结合。出院后嘱其遵医嘱按时服药，坚持适宜的运动锻炼，提高自身抵抗力，忌嗜烟酗酒，畅情志，并定期随、复诊。针对部分患者出院后自我管理意识不强，继续教育不够，缺乏督导的现象，电话回访，随时提供日常保健方面的指导。

十、典型病例

（一）病案一

【关键词】急性肠梗阻；保守治疗；芒硝外敷

患者男性，50 岁，汉族，已婚。主因"中上腹疼痛，呕吐，肛门停止排气排便 4 天"于 2018 年 1 月 15 日收入院。

【评估】

1. 现病史　患者神清，精神欠佳。因进食不洁饮食后出现中上腹疼痛，以胀痛为主，口干、口渴，伴呕吐，2 ~ 3 次 / 日，呕吐物为黄绿色酸馊腐臭胃内容物，肛门停止排气排便 4 天，进食少量流质饮食，小便正常，眠差。

2. 既往史　半年前有"左手骨折"外伤史。

3. 实验室检查　白细胞 17.5×10^9/L，中性粒细胞百分比 70.8%，C 反应蛋白 86mg/L，总胆红素 30.2μmol/L，直接胆红素 11.8μmol/L，血糖：11.44mmol/L，甘油三酯 2.69mmol/L。腹部平片示：高位小肠梗阻。

4. 护理专科检查　T 36.0 ℃；P 98 次 / 分；R 22 次 / 分；

BP 125/75mmHg。

患者腹部膨隆，无腹壁静脉曲张及胃形、肠形，剑突下轻压痛，无反跳痛及腹肌紧张，肝脾肋下未及，脐周闻及高调肠鸣音。舌红、苔白腻，脉滑。

【主要诊断】

中医诊断：腹痛　中医辨证：食滞胃脘证

西医诊断：急性肠梗阻

【护理问题】

1. 疼痛　与梗阻的肠内容物不能运行或通过障碍有关。

2. 体液不足　与胃肠减压、呕吐有关。

3. 潜在并发症　与电解质酸碱失衡、感染有关。

【护理过程】

2018-1-15

患者中上腹疼痛，伴呕吐，2～3 次 / 日，呕吐物为黄绿色酸馊腐臭胃内容物，肛门停止排气排便 4 天。腹部膨隆，脐周闻及高调肠鸣音。疼痛评分 4 分。

护理措施：

1. 缓解疼痛及胃肠道压力

（1）胃肠减压：予患者留置鼻胃管，接负压吸引鼓，持续胃肠减压。准确记录每日引流量。

（2）遵医嘱予芒硝外敷，软坚散结，抗炎消肿，每 24 小时更换一次。

2. 保证液体补充

（1）遵医嘱予电解质补液治疗，准确记录出入量。

（2）观察有无眼眶凹陷及皮肤弹性差等脱水症状。

3.预防潜在并发症

（1）观察生命体征、腹痛、腹胀、排气、排便和肠鸣音变化。

（2）遵医嘱及时采集血标本，密切观察病情变化。

2018-1-17

患者中上腹疼痛缓解，无恶心呕吐，晨起6：00肛门恢复排气排便。疼痛评分0分。

护理措施：持续芒硝外敷巩固治疗；保证电解质补液治疗，准确记录24小时出入量，观察患者腹部体征等病情变化。

2018-1-21

治疗第7天恢复排气排便功能，遵医嘱好转出院。

【效果评价】

患者无恶心呕吐，无腹痛腹胀，肛门恢复排气排便。腹部平片示：梗阻较前明显好转。

【按语】

对肠梗阻保守治疗的患者，芒硝外敷是一种方便且有效的中医外治方法，具有抗炎、消肿的功效，有助于肠道功能的恢复，能够一定程度地缓解患者疼痛，有效帮助患者缓解症状，适用于轻症或不耐受手术的患者。

（二）病案二

【关键词】肠腹壁瘘；术后；芒硝外敷

患者男性，34岁，汉族，已婚。主因"肠瘘不愈合，腹壁疝术后复发9月余"，于2017年7月16日来诊。

【评估】

1.现病史　患者于2015年12月因车祸予全麻下剖腹探查、

脾切除、肠系膜上静脉破裂修补、降结肠部分切除、回盲部造瘘、阑尾切除、腹壁无张力修补、腹腔引流、伤口清创缝合术。术后2个月患者腹壁皮肤遗留较大缺损，全麻下行植皮。8个月后，再次行结肠造瘘还纳、腹壁疝无张力修补、回肠升结肠吻合、降结肠乙状结肠吻合术。术后患者体温升高，右侧腹腔引流管引流量较多，其内可见食物残渣样物质，考虑吻合口瘘。腹腔引流培养液培养为大肠埃希菌，多重耐药，予哌拉西林他巴唑抗感染。其后患者自诉出院后肠瘘反复发作，不愈合，左腹壁疝逐渐增大。为求进一步治疗来我院。本次入院症见：患者双侧腹部多发肠瘘，瘘道口可见粪便样分泌物，左侧腹部明显膨出。

2. 既往史　高血压病史6年余，血压最高190/140mmHg，未规律服药。

3. 实验室检查　红细胞计数$3.55 \times 10^{12}/L$，血红蛋白浓度90g/L，血小板总数$619 \times 10^9/L$，凝血酶原时间13.8s，白蛋白15.4g/L，钙1.85mmol/L，钠131mmol/L。引流分泌物细菌培养：大肠埃希菌。

4. 影像学检查　腹部CT：左下腹可见引流管影；左下腹腹壁水肿；左下腹壁正中偏左侧肠瘘；胆囊结石。RF窦道造影：经腹部引流管注入适量浓度泛影葡胺对比剂可见左下腹部造影剂聚集，并部分进入肠管内，管头周围见造影剂弥散。RF全消化道造影：胃炎；左下腹部分肠管较紊乱，可见造影剂由左侧下腹小肠溢出体外。电子肠镜：结肠多发窦道形成，窦口内异物。

5. 护理专科检查　T 36.2℃；P 80次/分；R 20次/分；BP 115/80mmHg。

发育正常，营养欠缺，被动体位，轮椅入室，表情淡漠，慢性疼痛面容，神志清楚，精神弱。全身皮肤黏膜颜色正常，无黄染，周身未见皮疹、斑点、瘀斑及皮下出血，未见水肿，心率 80 次 / 分，心律齐。患者高血压病史未规律服药，目前血压 115/80mmHg，考虑与体液量不足有关。患者诉慢性持续疼痛，评分 3 分。

专科情况：腹部不对称，左侧腹部较右侧明显膨出，腹部可见一长约 30cm "T" 型切口，愈合可，植皮术后，左腹部可见 1 瘘道，中腹可见 3 瘘道，右腹部可见 1 瘘道，瘘道口可见黄色液体渗出。左腹部局部腹壁薄弱，皮下可触及腹腔内脏器，腹膨隆，无压痛及反跳痛，Murphy 征阴性，麦氏点无压痛，腹部叩诊鼓音，未叩及移动性浊音，肝区叩痛阴性，双肾区无叩击痛，肠鸣音正常。

【主要诊断】

中医诊断：瘘管病　中医辨证：中气亏虚证，痰瘀互结证，气滞湿阻证

西医诊断：1. 肠腹壁瘘

　　　　　2. 低蛋白血症

　　　　　3. 继发性血小板增多症

【护理问题】

1. 营养失调低于机体需要量　与疾病消耗，禁食，肠道功能紊乱有关。

2. 导管滑脱的风险　与管道固定方法不当及活动时引流管被牵拉有关。

3. 潜在并发症　与出血、吻合口瘘、腹腔感染、肠粘连有关。

4. 皮肤完整性受损　与存在手术、营养不良、感染、长期卧床等压力性损伤的风险相关。

5. 疼痛　与手术所致的组织损伤，腹部手术伤口疼痛有关。

6. 焦虑　与担心疾病预后及环境陌生有关。

【护理经过】

2017-7-16

患者双侧腹部多发肠瘘，左侧腹部明显膨出。腹部可见一长约30cm "T" 型切口，愈合可，植皮术后，左腹部可见1瘘道，中腹可见3瘘道，右腹部可见1瘘道，瘘道口可见粪便样分泌物。左腹部局部腹壁薄弱，皮下可触及腹腔内脏器。白蛋白15.4g/L，低蛋白血症。

护理措施：

1. 控制感染　遵医嘱使用抗生素静点治疗。

2. 营养支持　遵医嘱予三升袋全静脉营养、白蛋白静点、口服补钾予机体营养支持。遵医嘱予生长抑素（善宁）、生长激素（rhGH）、谷氨酰胺、精氨酸、多不饱和脂肪等补液治疗。

3. 皮肤护理

（1）患者自身免疫力低下，周身出现皮疹。予患者勤翻身、使用气垫床、补充蛋白营养等预防皮肤压力性损伤。予炉甘石洗剂涂抹皮疹瘙痒处，防止挠抓破溃。护士每班观察皮肤。

（2）保持患者瘘口皮肤清洁干燥，每日予红外线烤灯治疗，及时更换渗湿辅料，涂抹氧化锌软膏。瘘口渗液使用双套管持续负压吸引瘘口分泌物。

（3）中药灌注抑制肠液分泌，感染控制后医用黏合剂堵漏。

4. 促进肠道功能恢复

（1）耳穴贴压，选穴胃、大肠，每日一次，嘱患者常按压，

促进肠道功能恢复。

（2）遵医嘱予芒硝外敷，24小时更换一次。

5. **缓解疼痛** 穴位贴敷，部位足三里，每日一次，嘱患者常按摩，缓解胃肠不适感。

6. **心理护理** 与患者多交谈，鼓励其说出引起负面情绪的因素，举例成功治疗案例，开导患者，以缓解紧张焦虑情绪。畅情志，保持心情愉悦，增加社会家庭支持。

2017-7-20

患者术后第1日，保留胃管，持续胃肠减压。保留空肠造口、瘘口插管、腹腔引流管及尿管。患者白蛋白20g/L，低蛋白血症。

护理措施：

1. **保持引流通畅、控制感染** 腹腔引流管持续引流，标识明确，避免扭曲，定时挤压，保持管路通畅，妥善固定各引流管路。管腔堵塞时，缓慢旋动外套管，无效时更换。予生理盐水灌洗，1000～3000mL/d，40～60滴/分，温度30～40℃。持续负压吸引，负压10～20kpa。准确记录每日引流量。

2. **营养支持** 遵医嘱予三升袋全静脉营养、白蛋白静点，补钾予机体营养支持。遵医嘱予生长抑素（善宁）、生长激素（rhGH）、谷氨酰胺、精氨酸、多不饱和脂肪等补液治疗。

3. **皮肤护理** 患者自身免疫力低下，周身出现皮疹。予患者勤翻身、使用气垫床、补充营养等预防皮肤压力性损伤。予炉甘石洗剂涂抹皮疹瘙痒处，防止挠抓破溃。护士每班观察皮肤。

4. **促进肠道功能恢复**

（1）耳穴贴压，选穴胃、大肠，每日一次，嘱患者常按压，

促进肠道功能恢复。

（2）遵医嘱予芒硝外敷，24小时更换一次。

5.缓解疼痛

（1）穴位贴敷，选穴足三里，每日一次，嘱患者常按摩，缓解胃肠不适感。

（2）术后遵医嘱予氟比洛芬酯泵入，有效缓解疼痛感。术后疼痛评分为1分。

6.心理护理 积极开导患者，缓解其紧张焦虑情绪。畅情志，保持心情愉悦，增加社会家庭支持。

2017-7-24

患者术后第4天，恢复排气。保留腹腔引流管、空肠造口、瘘口插管。患者白蛋白23.4g/L，低蛋白血症。

护理措施：

1.保持引流通畅、控制感染 腹腔引流管持续引流，标识明确，避免扭曲，定时挤压，保持管路通畅，妥善固定各引流管路。管腔堵塞时，缓慢旋动外套管，无效时更换。准确记录每日引流量。

2.营养支持 遵医嘱予三升袋全静脉营养、白蛋白静点，补钾予机体营养支持。遵医嘱予生长抑素（善宁）、生长激素（rhGH）、谷氨酰胺、精氨酸、多不饱和脂肪等补液治疗。

3.皮肤护理 患者自身免疫力低下，周身出现皮疹。予患者勤翻身、使用气垫床、补充营养等预防皮肤压力性损伤。予炉甘石洗剂涂抹皮疹瘙痒处，防止挠抓破溃。护士每班观察皮肤。

4.促进肠道功能恢复

（1）耳穴贴压，选穴胃、大肠，每日一次，嘱患者常按压，

促进肠道功能恢复。

（2）遵医嘱予芒硝外敷，24小时更换一次。

（3）尽早活动，防止粘连性肠梗阻。

（4）尝试使用肠内营养。经鼻胃管、空肠造口、瘘口插管予灌注大黄、人参中药汤剂及肠内营养液。

5. 缓解疼痛　穴位贴敷，选穴足三里，每日一次，嘱患者常按摩，缓解胃肠不适感，疼痛评分为1分。

6. 心理护理　与患者多交谈，开导患者，缓解其焦虑情绪。畅情志，保持心情愉悦。

2017-7-31

患者术后第11天。恢复排气排便功能，疼痛评分0分。白蛋白45g/L。

护理措施：

1. 营养支持　予肠内营养支持。

2. 促进肠道功能恢复

（1）耳穴贴压，选穴胃、大肠，每日一次，嘱患者常按压，促进肠道功能恢复。

（2）遵医嘱予芒硝外敷，24小时更换一次。

（3）鼓励患者活动，防止粘连性肠梗阻。

2017-8-3

患者术后第14天。恢复排气排便功能，遵医嘱好转出院。

【效果评价】

患者经治疗出院时无腹胀腹痛，无恶心呕吐，无反酸烧心，咳嗽咳痰较前好转，创口无疼痛，纳眠可，二便调。腹部切口愈合良好，周围无红肿，各引流管引流通畅，表面敷料覆盖完整，未见渗血渗液。住院期间未发生压力性损伤。术后通过护理，炎症得以控制，肠道功能好转，肠瘘愈合。

【按语】

胃肠术后的患者，使用芒硝外敷方便、简单、易行，且因芒硝具有很强的吸水性，能消除肠壁水肿，减轻胃肠负担，对局部微循环及胃肠蠕动有双重促进作用。本病例患者双侧腹部多发肠瘘，基础条件差，术后促进肠道恢复是治疗护理重点及难点，患者术后应用芒硝腹带脐敷能够促进胃肠动力恢复，减轻术后炎性反应，缓解疼痛，改善临床症状，且易于实施、患者接受度高，符合现代快速康复外科提倡的"减少创伤应激，促进快速恢复"理念。

附　北京中医医院燕京中医护理名术流程图

一、蚕食换药法操作流程图

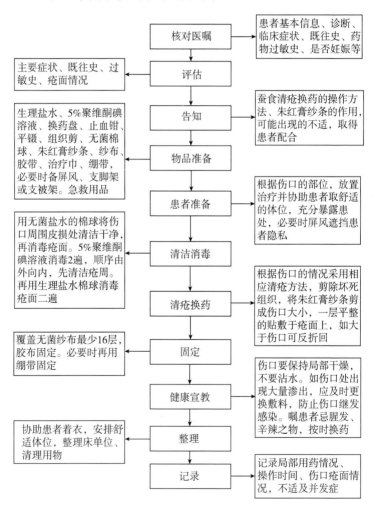

核对医嘱 → 患者基本信息、诊断、临床症状、既往史、药物过敏史、是否妊娠等

主要症状、既往史、过敏史、疮面情况 → 评估

告知 → 蚕食清疮换药的操作方法、朱红膏纱条的作用，可能出现的不适，取得患者配合

生理盐水、5%聚维酮碘溶液、换药盘、止血钳、平镊、组织剪、无菌棉球、朱红膏纱条、纱布、胶带、治疗巾、绷带，必要时备屏风、支脚架或支被架。急救用品 → 物品准备

患者准备 → 根据伤口的部位，放置治疗并协助患者取舒适的体位，充分暴露患处，必要时屏风遮挡患者隐私

用无菌盐水的棉球将伤口周围皮损处清洁干净，再消毒疮面。5%聚维酮碘溶液消毒2遍，顺序由外向内，先清洁疮周。再用生理盐水棉球消毒疮面二遍 → 清洁消毒

清疮换药 → 根据伤口的情况采用相应清疮方法，剪除坏死组织，将朱红膏纱条剪成伤口大小，一层平整的贴敷于疮面上，如大于伤口可反折回

覆盖无菌纱布最少16层，胶布固定。必要时再用绷带固定 → 固定

健康宣教 → 伤口要保持局部干燥，不要沾水。如伤口处出现大量渗出，应及时更换敷料，防止伤口继发感染。嘱患者忌腥发、辛辣之物，按时换药

协助患者着衣，安排舒适体位，整理床单位、清理用物 → 整理

记录 → 记录局部用药情况、操作时间、伤口疮面情况，不适及并发症

二、引血疗法操作流程图

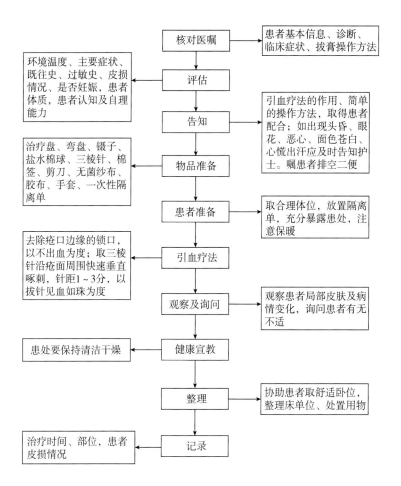

核对医嘱 → 患者基本信息、诊断、临床症状、拔膏操作方法

环境温度、主要症状、既往史、过敏史、皮损情况、是否妊娠，患者体质，患者认知及自理能力 ← 评估

告知 → 引血疗法的作用、简单的操作方法，取得患者配合；如出现头昏、眼花、恶心、面色苍白、心慌出汗应及时告知护士。嘱患者排空二便

治疗盘、弯盘、镊子、盐水棉球、三棱针、棉签、剪刀、无菌纱布、胶布、手套、一次性隔离单 ← 物品准备

患者准备 → 取合理体位，放置隔离单，充分暴露患处，注意保暖

去除疮口边缘的锁口，以不出血为度；取三棱针沿疮面周围快速垂直啄刺，针距1~3分，以拔针见血如珠为度 ← 引血疗法

观察及询问 → 观察患者局部皮肤及病情变化，询问患者有无不适

患处要保持清洁干燥 ← 健康宣教

整理 → 协助患者取舒适卧位，整理床单位、处置用物

治疗时间、部位，患者皮损情况 ← 记录

三、拔膏疗法操作流程图

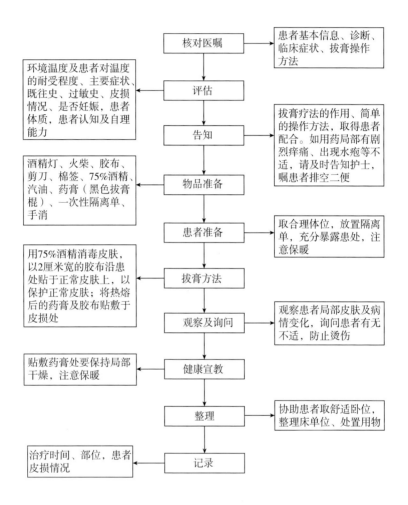

核对医嘱 → 患者基本信息、诊断、临床症状、拔膏操作方法

环境温度及患者对温度的耐受程度、主要症状、既往史、过敏史、皮损情况、是否妊娠、患者体质、患者认知及自理能力 → 评估

告知 → 拔膏疗法的作用、简单的操作方法，取得患者配合。如用药局部有剧烈痒痛、出现水疱等不适，请及时告知护士，嘱患者排空二便

酒精灯、火柴、胶布、剪刀、棉签、75%酒精、汽油、药膏（黑色拔膏棍）、一次性隔离单、手消 → 物品准备

患者准备 → 取合理体位，放置隔离单，充分暴露患处，注意保暖

用75%酒精消毒皮肤，以2厘米宽的胶布沿患处贴于正常皮肤上，以保护正常皮肤；将热熔后的药膏及胶布贴敷于皮损处 → 拔膏方法

观察及询问 → 观察患者局部皮肤及病情变化，询问患者有无不适，防止烫伤

贴敷药膏处要保持局部干燥，注意保暖 → 健康宣教

整理 → 协助患者取舒适卧位，整理床单位、处置用物

治疗时间、部位，患者皮损情况 → 记录

四、邮票贴敷法操作流程图

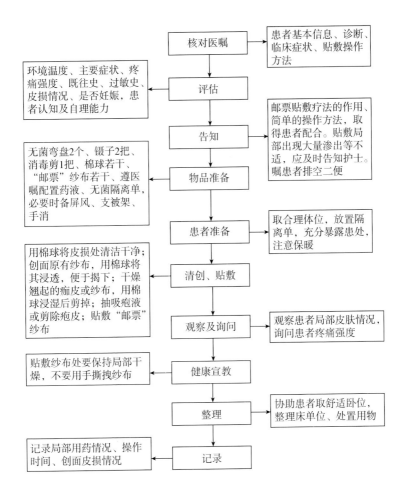

核对医嘱 → 患者基本信息、诊断、临床症状、贴敷操作方法

环境温度、主要症状、疼痛强度、既往史、过敏史、皮损情况、是否妊娠，患者认知及自理能力 → 评估

告知 → 邮票贴敷疗法的作用、简单的操作方法，取得患者配合。贴敷局部出现大量渗出等不适，应及时告知护士。嘱患者排空二便

无菌弯盘2个、镊子2把、消毒剪1把、棉球若干、"邮票"纱布若干、遵医嘱配置药液、无菌隔离单，必要时备屏风、支被架、手消 → 物品准备

患者准备 → 取合理体位，放置隔离单，充分暴露患处，注意保暖

用棉球将皮损处清洁干净；创面原有纱布，用棉球将其浸透，便于揭下；干燥翘起的痂皮或纱布，用棉球浸湿后剪掉；抽吸疱液或剪除疱皮；贴敷"邮票"纱布 → 清创、贴敷

观察及询问 → 观察患者局部皮肤情况，询问患者疼痛强度

贴敷纱布处要保持局部干燥，不要用手撕拽纱布 → 健康宣教

整理 → 协助患者取舒适卧位，整理床单位、处置用物

记录局部用药情况、操作时间、创面皮损情况 → 记录

五、溻渍法操作流程图

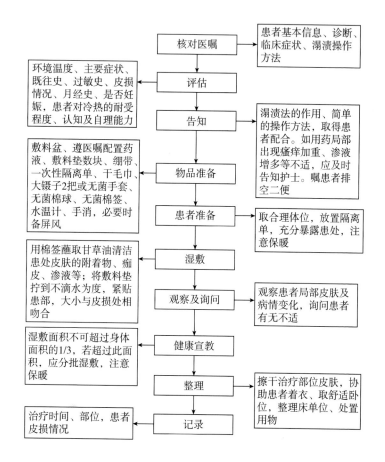

核对医嘱 → 患者基本信息、诊断、临床症状、溻渍操作方法

环境温度、主要症状、既往史、过敏史、皮损情况、月经史、是否妊娠、患者对冷热的耐受程度、认知及自理能力 ← 评估

告知 → 溻渍法的作用、简单的操作方法，取得患者配合。如用药局部出现瘙痒加重、渗液增多等不适，应及时告知护士。嘱患者排空二便

敷料盆、遵医嘱配置药液、敷料垫数块、绷带、一次性隔离单、干毛巾、大镊子2把或无菌手套、无菌棉球、无菌棉签、水温计、手消，必要时备屏风 ← 物品准备

患者准备 → 取合理体位，放置隔离单，充分暴露患处，注意保暖

用棉签蘸取甘草油清洁患处皮肤的附着物、痂皮、渗液等；将敷料垫拧到不滴水为度，紧贴患部，大小与皮损处相吻合 ← 湿敷

观察及询问 → 观察患者局部皮肤及病情变化，询问患者有无不适

湿敷面积不可超过身体面积的1/3，若超过此面积，应分批湿敷，注意保暖 ← 健康宣教

整理 → 擦干治疗部位皮肤，协助患者着衣，取舒适卧位，整理床单位、处置用物

治疗时间、部位，患者皮损情况 ← 记录

六、热罨包法操作流程图

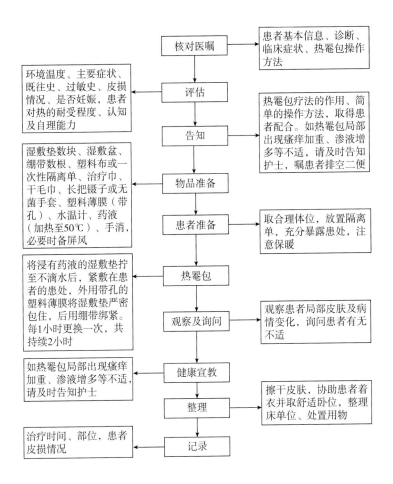

核对医嘱 → 患者基本信息、诊断、临床症状、热罨包操作方法

环境温度、主要症状、既往史、过敏史、皮损情况、是否妊娠、患者对热的耐受程度、认知及自理能力 → 评估

告知 → 热罨包疗法的作用、简单的操作方法，取得患者配合。如热罨包局部出现瘙痒加重、渗液增多等不适，请及时告知护士，嘱患者排空二便

湿敷垫数块、湿敷盆、绷带数根、塑料布或一次性隔离单、治疗巾、干毛巾、长把镊子或无菌手套、塑料薄膜（带孔）、水温计、药液（加热至50℃）、手消，必要时备屏风 → 物品准备

患者准备 → 取合理体位，放置隔离单，充分暴露患处，注意保暖

将浸有药液的湿敷垫拧至不滴水后，紧敷在患者的患处，外用带孔的塑料薄膜将湿敷垫严密包住，后用绷带绑紧。每1小时更换一次，共持续2小时 → 热罨包

观察及询问 → 观察患者局部皮肤及病情变化，询问患者有无不适

如热罨包局部出现瘙痒加重、渗液增多等不适，请及时告知护士 → 健康宣教

整理 → 擦干皮肤，协助患者着衣并取舒适卧位，整理床单位、处置用物

治疗时间、部位，患者皮损情况 → 记录

七、乳腺刺络拔罐技术操作流程图

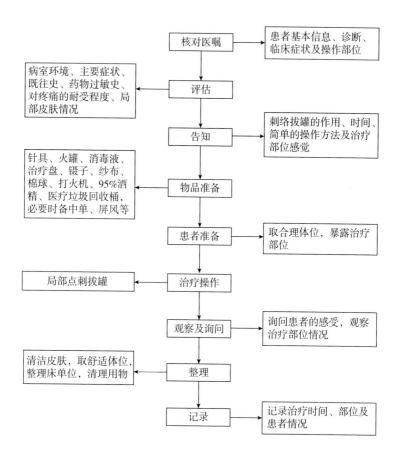

核对医嘱 → 患者基本信息、诊断、临床症状及操作部位

病室环境、主要症状、既往史、药物过敏史、对疼痛的耐受程度、局部皮肤情况 → 评估

告知 → 刺络拔罐的作用、时间、简单的操作方法及治疗部位感觉

针具、火罐、消毒液、治疗盘、镊子、纱布、棉球、打火机、95%酒精、医疗垃圾回收桶，必要时备中单、屏风等 → 物品准备

患者准备 → 取合理体位，暴露治疗部位

局部点刺拔罐 → 治疗操作

观察及询问 → 询问患者的感受，观察治疗部位情况

清洁皮肤，取舒适体位，整理床单位，清理用物 → 整理

记录 → 记录治疗时间、部位及患者情况

八、无痛手法按摩通乳技术操作流程图

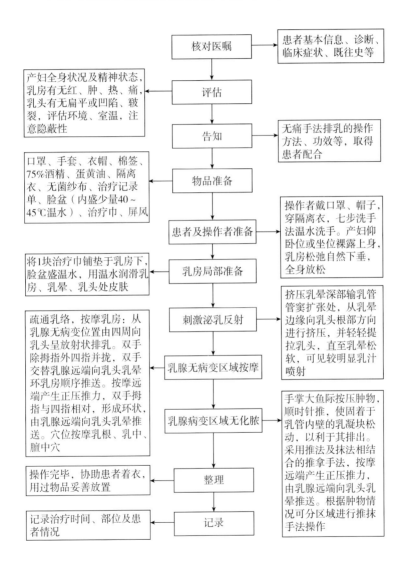

核对医嘱 → 患者基本信息、诊断、临床症状、既往史等

产妇全身状况及精神状态，乳房有无红、肿、热、痛，乳头有无扁平或凹陷、皲裂，评估环境、室温，注意隐蔽性 ← 评估

告知 → 无痛手法排乳的操作方法、功效等，取得患者配合

口罩、手套、衣帽、棉签、75%酒精、蛋黄油、隔离衣、无菌纱布、治疗记录单、脸盆（内盛少量40～45℃温水）、治疗巾、屏风 ← 物品准备

患者及操作者准备 → 操作者戴口罩、帽子，穿隔离衣，七步洗手法温水洗手。产妇仰卧位或坐位裸露上身，乳房松弛自然下垂，全身放松

将1块治疗巾铺垫于乳房下，脸盆盛温水，用温水润滑乳房、乳晕、乳头处皮肤 ← 乳房局部准备

刺激泌乳反射 → 挤压乳晕深部输乳管管窦扩张处，从乳晕边缘向乳头根部方向进行挤压，并轻轻提拉乳头，直至乳晕松软，可见较明显乳汁喷射

疏通乳络，按摩乳房：从乳腺无病变位置由四周向乳头呈放射状排乳。双手除拇指外四指并拢，双手交替乳腺远端向乳头乳晕环乳房顺序推送。按摩远端产生正压推力，双手拇指与四指相对，形成环状，由乳腺远端向乳头乳晕推送。穴位按摩乳根、乳中、膻中穴 ← 乳腺无病变区域按摩

乳腺病变区域无化脓 → 手掌大鱼际按压肿物，顺时针推，使固着于乳管内壁的乳凝块松动，以利于其排出。采用推法及抹法相结合的推拿手法，按摩远端产生正压推力，由乳腺远端向乳头乳晕推送。根据肿物情况可分区域进行推抹手法操作

操作完毕，协助患者着衣，用过物品妥善放置 ← 整理

记录治疗时间、部位及患者情况 ← 记录

九、乳腺湿热敷技术操作流程图

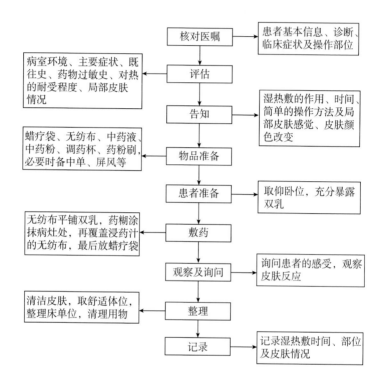

核对医嘱 → 患者基本信息、诊断、临床症状及操作部位

病室环境、主要症状、既往史、药物过敏史、对热的耐受程度、局部皮肤情况 → 评估

告知 → 湿热敷的作用、时间、简单的操作方法及局部皮肤感觉、皮肤颜色改变

蜡疗袋、无纺布、中药液、中药粉、调药杯、药粉刷，必要时备中单、屏风等 → 物品准备

患者准备 → 取仰卧位，充分暴露双乳

无纺布平铺双乳，药糊涂抹病灶处，再覆盖浸药汁的无纺布，最后放蜡疗袋 → 敷药

观察及询问 → 询问患者的感受，观察皮肤反应

清洁皮肤，取舒适体位，整理床单位，清理用物 → 整理

记录 → 记录湿热敷时间、部位及皮肤情况

十、冯氏捏积疗法操作流程图

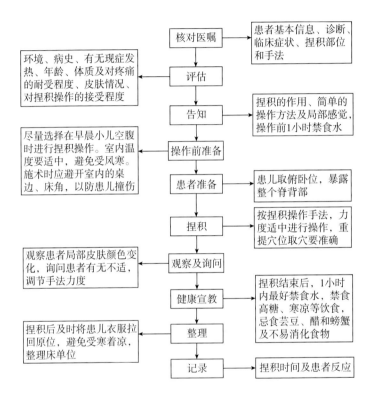

核对医嘱 → 患者基本信息、诊断、临床症状、捏积部位和手法

环境、病史、有无现症发热、年龄、体质及对疼痛的耐受程度、皮肤情况、对捏积操作的接受程度 → 评估

告知 → 捏积的作用、简单的操作方法及局部感觉，操作前1小时禁食水

尽量选择在早晨小儿空腹时进行捏积操作。室内温度要适中，避免受风寒。施术时应避开室内的桌边、床角，以防患儿撞伤 → 操作前准备

患者准备 → 患儿取俯卧位，暴露整个脊背部

捏积 → 按捏积操作手法，力度适中进行操作，重提穴位取穴要准确

观察患者局部皮肤颜色变化，询问患者有无不适，调节手法力度 → 观察及询问

健康宣教 → 捏积结束后，1小时内最好禁食水，禁食高糖、寒凉等饮食，忌食芸豆、醋和螃蟹及不易消化食物

捏积后及时将患儿衣服拉回原位，避免受寒着凉，整理床单位 → 整理

记录 → 捏积时间及患者反应

十一、小儿退热按摩疗法操作流程图

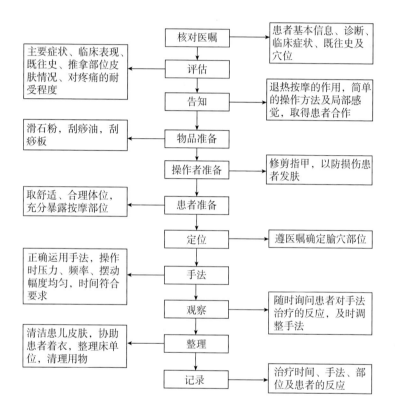

十二、小儿穴位贴敷法操作流程图

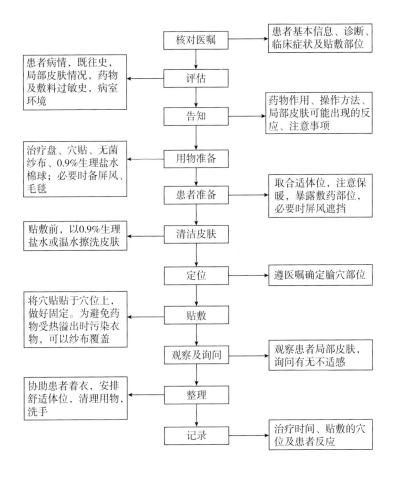

核对医嘱 → 患者基本信息、诊断、临床症状及贴敷部位

患者病情，既往史，局部皮肤情况，药物及敷料过敏史，病室环境 ← 评估

告知 → 药物作用、操作方法、局部皮肤可能出现的反应、注意事项

治疗盘、穴贴、无菌纱布、0.9%生理盐水棉球；必要时备屏风、毛毯 ← 用物准备

患者准备 → 取合适体位，注意保暖，暴露敷药部位，必要时屏风遮挡

贴敷前，以0.9%生理盐水或温水擦洗皮肤 ← 清洁皮肤

定位 → 遵医嘱确定腧穴部位

将穴贴贴于穴位上，做好固定。为避免药物受热溢出时污染衣物，可以纱布覆盖 ← 贴敷

观察及询问 → 观察患者局部皮肤，询问有无不适感

协助患者着衣，安排舒适体位，清理用物，洗手 ← 整理

记录 → 治疗时间、贴敷的穴位及患者反应

十三、敷药法操作流程图

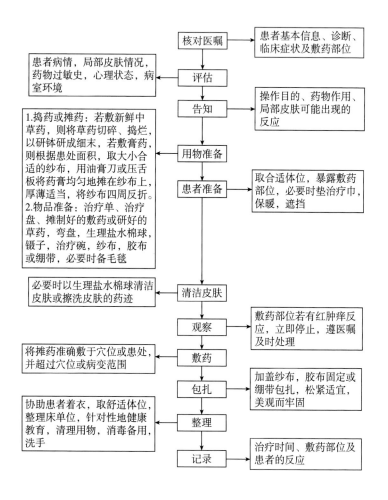

核对医嘱 → 患者基本信息、诊断、临床症状及敷药部位

患者病情，局部皮肤情况，药物过敏史，心理状态，病室环境 ← 评估

告知 → 操作目的、药物作用、局部皮肤可能出现的反应

1.捣药或摊药：若敷新鲜中草药，则将草药切碎、捣烂，以研钵研成细末，若敷膏药，则根据患处面积，取大小合适的纱布，用油膏刀或压舌板将药膏均匀地摊在纱布上，厚薄适当，将纱布四周反折。
2.物品准备：治疗单、治疗盘、摊制好的敷药或研好的草药，弯盘，生理盐水棉球，镊子，治疗碗，纱布，胶布或绷带，必要时备毛毯 → 用物准备

患者准备 → 取合适体位，暴露敷药部位，必要时垫治疗巾，保暖，遮挡

必要时以生理盐水棉球清洁皮肤或擦洗皮肤的药迹 → 清洁皮肤

观察 → 敷药部位若有红肿痒反应，立即停止，遵医嘱及时处理

将摊药准确敷于穴位或患处，并超过穴位或病变范围 → 敷药

包扎 → 加盖纱布，胶布固定或绷带包扎，松紧适宜，美观而牢固

协助患者着衣，取舒适体位，整理床单位，针对性地健康教育，清理用物，消毒备用，洗手 → 整理

记录 → 治疗时间、敷药部位及患者的反应

十四、中药涂药法操作流程图

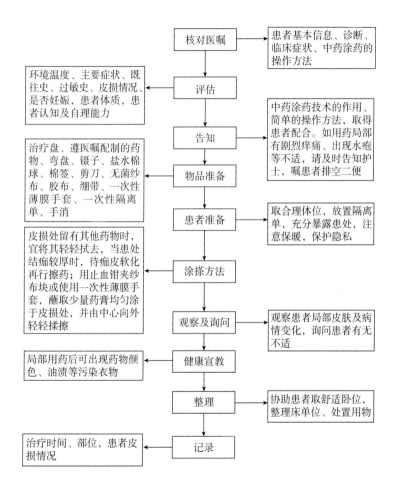

核对医嘱 → 患者基本信息、诊断、临床症状、中药涂药的操作方法

环境温度、主要症状、既往史、过敏史、皮损情况、是否妊娠、患者体质、患者认知及自理能力 ← 评估

告知 → 中药涂药技术的作用、简单的操作方法，取得患者配合。如用药局部有剧烈痒痛、出现水疱等不适，请及时告知护士，嘱患者排空二便

治疗盘、遵医嘱配制的药物、弯盘、镊子、盐水棉球、棉签、剪刀、无菌纱布、胶布、绷带、一次性薄膜手套、一次性隔离单、手消 ← 物品准备

患者准备 → 取合理体位，放置隔离单，充分暴露患处，注意保暖，保护隐私

皮损处留有其他药物时，宜将其轻轻拭去，当患处结痂较厚时，待痂皮软化再行擦药；用止血钳夹纱布块或使用一次性薄膜手套，蘸取少量药膏均匀涂于皮损处，并由中心向外轻轻揉擦 ← 涂搽方法

观察及询问 → 观察患者局部皮肤及病情变化，询问患者有无不适

局部用药后可出现药物颜色、油渍等污染衣物 ← 健康宣教

整理 → 协助患者取舒适卧位，整理床单位、处置用物

治疗时间、部位，患者皮损情况 ← 记录

十五、芒硝外敷法操作流程图

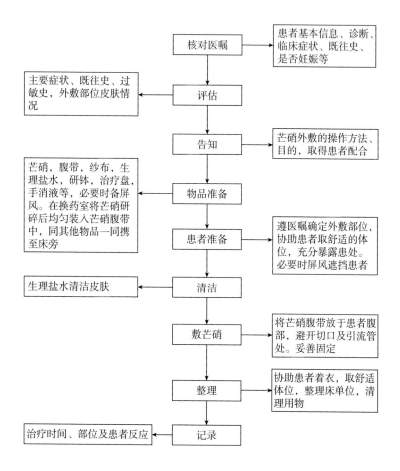

核对医嘱 → 患者基本信息、诊断、临床症状、既往史、是否妊娠等

主要症状、既往史、过敏史，外敷部位皮肤情况 ← 评估

告知 → 芒硝外敷的操作方法、目的，取得患者配合

芒硝，腹带，纱布，生理盐水，研钵，治疗盘，手消液等，必要时备屏风。在换药室将芒硝研碎后均匀装入芒硝腹带中，同其他物品一同携至床旁 ← 物品准备

患者准备 → 遵医嘱确定外敷部位，协助患者取舒适的体位，充分暴露患处。必要时屏风遮挡患者

生理盐水清洁皮肤 ← 清洁

敷芒硝 → 将芒硝腹带放于患者腹部，避开切口及引流管处。妥善固定

整理 → 协助患者着衣，取舒适体位，整理床单位，清理用物

治疗时间、部位及患者反应 ← 记录